W0260822

Die „Monographien aus dem Gesamtgebiete der Neurologie und Psychiatrie" stellen eine
Sammlung solcher Arbeiten dar, die einen Einzelgegenstand dieses Gebietes in wissenschaftlich-
methodischer Weise behandeln. Jede Arbeit soll ein in sich abgeschlossenes Ganzes bilden.
Diese Vorbedingung läßt die Aufnahme von Originalarbeiten, auch solchen größeren Um-
fanges, nicht zu.

Die Sammlung möchte damit die Zeitschriften „Archiv für Psychiatrie und Nervenkrank-
heiten, vereinigt mit Zeitschrift für die gesamte Neurologie und Psychiatrie" und „Deutsche
Zeitschrift für Nervenheilkunde" ergänzen. Sie wird deshalb deren Abonnenten zu einem
Vorzugspreis geliefert.

Manuskripte nehmen entgegen

aus dem Gebiete der Psychiatrie: Prof. Dr. H. W. GRUHLE,
Bonn, Nervenklinik

aus dem Gebiete der Anatomie: Prof. Dr. H. SPATZ,
Gießen, Friedrichstraße 24

aus dem Gebiete der Neurologie: Prof. Dr. P. VOGEL,
Heidelberg, Voßstraße 2

MONOGRAPHIEN AUS DEM GESAMTGEBIETE DER NEUROLOGIE UND
PSYCHIATRIE

HERAUSGEGEBEN VON

H. W. GRUHLE · BONN · H. SPATZ · GIESSEN · P. VOGEL · HEIDELBERG

HEFT 82

DIE PSYCHOREAKTIVEN STÖRUNGEN NACH ENTSCHÄDIGUNGSPFLICHTIGEN EREIGNISSEN

(DIE SOGENANNTEN UNFALLNEUROSEN)

VON

DR. MED. ULRICH VENZLAFF

PRIVATDOZENT FÜR NEUROLOGIE UND PSYCHIATRIE
UND OBERARZT AN DER UNIVERSITÄTSKLINIK
FÜR PSYCHISCHE UND NERVENKRANKHEITEN IN GÖTTINGEN

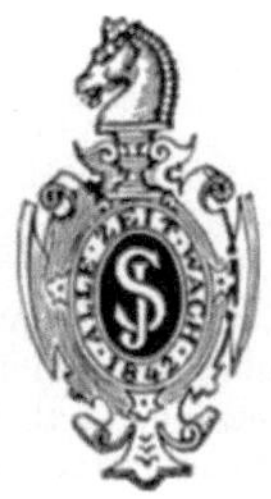

SPRINGER-VERLAG

BERLIN · GÖTTINGEN · HEIDELBERG

1958

Aus der Universitätsklinik für psychische und Nervenkrankheiten, Göttingen

Direktor: Professor Dr. G. EWALD

ISBN 978-3-540-02326-5   ISBN 978-3-642-86352-3 (eBook)
DOI 10.1007/978-3-642-86352-3

Druck: J. P. Peter, Gebr. Holstein. Rothenburg ob der Tauber

Meinem verehrten Lehrer

HERRN PROFESSOR DR. EWALD

danke ich an dieser Stelle nochmals für die wertvollen
Anregungen und Ratschläge bei der Abfassung dieser
Monographie und auch für die kritische Hilfe, mit der er
das Zustandekommen dieser Arbeit gefördert hat

Inhaltsverzeichnis

1. Allgemeiner Teil

1. Einleitung

Die heute gültige soziale Gesetzgebung ist darauf abgestellt, daß lediglich die körperlichen Folgen von Unfällen, Kriegseinwirkungen oder anderen entschädigungspflichtigen Ereignissen berentet werden, wohingegen deren seelische Auswirkungen — die unter die im medizinischen Sprachgebrauch gleichbedeutenden Begriffe wie „Unfallneurose", „Schreckhysterie", „Rentenneurose", „Entschädigungsreaktion" usw. rubriziert werden — als nicht entschädigungspflichtig angesehen werden, weil sie in keinem kausal-biologischen Zusammenhang mit dem angeschuldigten Ereignis stehen, sondern als individuelle, wunsch- und vorstellungsbedingte Reaktionen ohne Krankheitswert angesehen werden. Diese Anschauung hat sich aus jahrelangen, zum Teil sehr heftigen und nicht immer sachlichen Diskussionen im ersten Viertel unseres Jahrhunderts herausgeschält, ist zur grundsätzlichen Richtlinie in der Gutachterpraxis geworden und hat auch für die nach der Reichsversicherungsordnung abzuwickelnden Rentenverfahren und im Versorgungsrecht ihre rechtliche Verankerung gefunden. Unfallneurosen werden auch von den Privatunfallversicherungen nicht entschädigt, und zwar auf Grund entsprechender vertraglicher Abmachungen mit den Versicherungsnehmern. Es bestände also angesichts der Übereinstimmung von medizinischer Erfahrung und Spruchpraxis keine Veranlassung, dieses Gebiet einer neuen Betrachtung zu unterziehen, wenn nicht die Rechtssicherheit immer wieder dadurch durchbrochen würde, daß heute ebenso wie früher die Dinge ganz anders liegen, sofern über Unfallentschädigungsansprüche in einem bürgerlichen Rechtsstreit zu entscheiden ist, oder wenn zum Zusammenhang zwischen Gesundheitsstörungen und entschädigungspflichtigen Ereignissen Stellung genommen werden muß, deren seelische Auswirkungen nicht ausdrücklich von der Berentung ausgeschlossen sind, wie z. B. die Verfahren nach dem Bundesentschädigungsgesetz.

Es kann z. B. durchaus geschehen, daß ein Verletzter wegen eines Wegeunfalles von seiner Berufsgenossenschaft nicht berentet wird, weil es sich bei den Unfallfolgen lediglich um eine sog. Entschädigungsreaktion handelt, er aber in einem darauffolgenden bürgerlichen Rechtsstreit gegen den Schädiger obsiegt und eben wegen dieser Unfallneurose eine Abfindung oder Rente erhält, weil sie nach Ansicht des Gerichtes ihre Ursache in einem schuldhaften Verhalten des Beklagten hat. Dies ist nicht etwa eine theoretische Konstruktion, sondern derartige Entscheidungen sind in zahlreichen Fällen vom früheren *Reichsgericht*, nach dem Kriege erneut vom *Bundesgerichtshof* und selbstverständlich auch von den nachgeordneten Gerichtsinstanzen gefällt worden. Bemerkenswerterweise stützten sich diese Entscheidungen in keinem Falle auf entsprechende Sachverständigengutachten — ein Kausalzusammenhang war vielmehr jedesmal von den zugezogenen Gutachtern abgelehnt worden — sondern auf die Ansicht, die sich der jeweilige Senat von der Lage der Dinge gebildet hatte. In den zum Teil veröffentlichten Urteilsbegründungen ist seitens des Gerichts nicht nur die herrschende medizinische Lehre unberücksichtigt geblieben, sondern auch durch eigene und zum Teil unverständliche Vorstellungen ersetzt worden, die in keiner Weise den tatsächlichen Verhältnissen Rechnung tragen. Es erscheint uns aber unbillig — wie es etwa SCHELLWORTH tut — hierfür allein die Schuld dem Richter zuzuschieben, der in unzulässiger Weise seine Kompetenzen überschritten habe, sondern wir müssen uns ernstlich fragen, ob unsere Vorstellungen über das Wesen und die tieferen Zusammenhänge der Unfallneurosen tatsächlich mit der heutigen Erkenntnis über die Psychopathologie der abnormen Erlebnisreaktionen, die Tiefenpsychologie und die Neurosenlehre Schritt gehalten haben. Es erhebt sich weiter die Frage, ob das Phänomen „Unfallneurose" tatsächlich als pathogenetische Einheit angesehen und unter ein und demselben psychologischen, psychopathologischen und triebdynamischen Blickwinkel betrachtet werden kann. Mit anderen Worten: Haben wir es in der Tat mit einem fest umrissenen diagnostischen Begriff zu tun, oder lösen sich unter einer vielschichtigen und differenzierenden Betrachtungsweise nicht manche scheinbaren Widersprüche zwanglos auf, so daß sich neue Ausgangspunkte für eine sozial- und gerichtspsychiatrische Auffassung ergeben? Wir fragen uns ferner, ob uns die Ereignisse der letzten 20 Jahre, deren vielfältige Folgen uns täglich in der Gutachterpraxis begegnen, Anlaß geben, unsere früher gewonnenen Anschauungen zu bestätigen, oder ob sie jetzt in bestimmten Punkten einer Revision bedürfen, ohne daß wir deshalb aber gezwungen wären, die herrschende Lehrmeinung grundsätzlich zu verlassen.

Sind die rein seelisch bedingten Störungen, die sich nach den verschiedenen entschädigungspflichtigen Ereignissen einstellen, überhaupt ein einheitliches und besonderes Störungsbild, so daß man berechtigt ist, sie zusammenfassend mit dem Begriff „Unfallneurose" zu belegen, oder handelt es sich vielmehr nur um eine Reihe zwar äußerlich ähnlicher, in ihrem inneren Aufbau, ihren Bedingungen und Motivationen aber sehr verschiedenartiger Bilder, die einer individuellen psychopathologischen und gutachtlichen Betrachtung bedürfen?

Diese Frage läßt sich nur dann beantworten, wenn man eine breite Darstellung der historischen Entwicklung, der juristischen Voraussetzungen und der terminologischen Grundlagen vorausgehen läßt.

2. Historische Entwicklung

Mit dem Ausdruck Unfallneurose belegen wir im medizinischen Sprachgebrauch jene funktionell-nervösen Störungen auf körperlichem oder seelischem Gebiet, die nach tatsächlichen oder vermeintlichen Unfällen Gegenstand eines Renten- oder Entschädigungsanspruchs der Verletzten werden, und die nicht auf einer körperlichen Schädigung und mithin keiner materiell-biologischen Ursache beruhen. Andere Bezeichnungen wie „Rentenneurose", „Entschädigungsreaktion", „Rentenkampfhysterie" u. v. a. m. werden sinngemäß gleich angewandt, obwohl Begriffe wie „Hysterie", „Neurose" oder „Reaktion" in der psychiatrischen Fachsprache keineswegs gleichbedeutend sind, und sich auch die von verschiedenen Autoren hierfür gegebenen Definitionen nicht immer decken. — Den Unfallneurosen ist nun in den meisten zusammenfassenden Darstellungen und Lehrbüchern eine Sonderstellung gegenüber anderen seelisch-reaktiven Erscheinungen eingeräumt worden. Unter einem rein deskriptiven Blickwinkel ist dies auch schon deshalb berechtigt, weil sie sich durch eine Reihe äußerer Gemeinsamkeiten aus dem großen Gesamt der psychogenen bzw. reaktiven Störungen herausheben: Die nur zeitliche Bindung an ein entschädigungspflichtiges Ereignis, das Streben der betreffenden Personen nach einer vom medizinischen Standpunkt aus nicht gerechtfertigten Entschädigung und nicht zuletzt deshalb, weil unser Konnex zu diesem Personenkreis im Grunde ein ganz anderer ist als zu unseren Kranken, denn sie kommen nicht Rat und Hilfe suchend zu uns, sondern auf Geheiß einer Behörde oder Versicherung, damit wir darüber entscheiden, ob ihre Ansprüche an Dritte gerechtfertigt sind.

Mitbestimmend für diese Sonderstellung ist aber wohl in erster Linie ein historisches Moment: Der erste Weltkrieg hatte durch die Beobachtung und Erforschung der sog. „Granatschocks", „Schreckhysterien", „Zitterneurosen" usw. — wie man diese in den letzten Kriegsjahren nachgerade zum Massenphänomen gewordenen Erscheinungen nannte — Gelegenheit gegeben, abnorme Erlebnisreaktionen gewissermaßen in statu nascendi zu beobachten und dadurch tiefer in ihre Dynamik einzudringen. Es ergaben sich damals überraschende Parallelen zu dem schon in den vorhergehenden Friedensjahren mehr und mehr umstrittenen Phänomen der „traumatischen Neurosen". Ihren ersten Niederschlag fanden diese neugewonnenen Erkenntnisse in den Vorträgen der *Münchener Neurologentagung 1916*, auf der vor allem NONNE und GAUPP den wunschbedingt-tendenziösen Charakter der Kriegsneurosen überzeugend darzulegen wußten. Hierdurch kam es in der Folgezeit zu einer endgültigen Abkehr von den Anschauungen OPPENHEIMS und v. SARBOS, die die Ursachen der traumatischen- und später der Kriegsneurosen in mikrostrukturellen, befundmäßig aber nicht faßbaren Hirngewebsläsionen sehen wollten. Diese Lehre war zwar etwa seit dem Jahre 1880 weitestgehend verbreitet, in den letzten Jahren vor dem Kriege aber schon mehr und mehr umstritten. Unter den Kritikern hatte u. a. STRÜMPELL auf die Beteiligung psychogener Momente hingewiesen und in diesem Zusammenhang unseres Wissens als erster den Ausdruck „Rentenkampfhysterie" geprägt. Er sah in den sog. traumatischen Neurosen in erster Linie bewußt vorgetäuschte Störungsbilder ohne Krankheitscharakter.

Die Annahme, daß den Kriegsneurosen überhaupt keine körperliche Schädigung zugrunde lag, beruhte auf der immer wieder gemachten Beobachtung, daß die meisten dieser Personen überhaupt nicht ernstlich verletzt worden waren, und man umgekehrt bei Schwerverletzten derartige Bilder praktisch nicht zu sehen bekam. Kriegsgefangene, die der vitalen Gefährdung entronnen waren, „erkrankten" niemals an Kriegsneurosen, auch wenn der Gefangennahme schwerste seelische Belastungen wie tagelanges Trommelfeuer, Angriff, Verschüttung usw. vorausgegangen waren. Die Kriegsneurosen waren in den rückwärtigen Lazaretten auch meist einer suggestiven Behandlung zugänglich, traten oft aber bei drohendem Fronteinsatz wieder auf. Schlagartig leerten sich schließlich mit Ausbruch der Revolution und Kriegsende die Neurotiker-Lazarette, und es kam zu

„Wunderheilungen" hartnäckigster neurotischer Zitterphänomene, Sprachstörungen oder Lähmungen. — Allerdings fanden sich die „Geheilten" dann rechtzeitig wieder bei den Entschädigungsbehörden ein, um erneut zitternd ihre Versorgungsansprüche anzumelden, bis die z. T. recht großzügig gehandhabten Abfindungen im Jahre 1923 diesem Spuk ein Ende bereiteten.

Neben der Abkehr von einer sozusagen organisch-neurologischen Interpretation der Unfall- oder Kriegsneurosen führten diese Beobachtungen auch zu dem Schluß, daß für ihre Entstehung überhaupt nicht ursächlich ein Trauma oder ein Schreck, sondern sekundäre, aus der Unfall- oder Kriegssituation erwachsene Mechanismen verantwortlich zu machen seien, deren Motive ja auf der Hand lagen: Der „timor belli", der Wunsch nach Sicherung und Entrinnen aus der Gefahr um jeden Preis, d. h. also die *Flucht in die Krankheit* wurden mit Recht als Beweggründe aufgedeckt. In der Vorgeschichte dieser „Neurotiker" fand man in einem weit höheren Hundertsatz als in der Durchschnittsbevölkerung Hinweise auf früheres Versagen im Leben, asoziales Verhalten und intellektuelle Entwicklungsstörungen. Ihre Persönlichkeitsanalyse ergab in fast allen Fällen „neuro-psychopathische Stigmata" (SEELERT). — Man schloß aus diesen Feststellungen, daß es sich bei den Kriegsneurosen um abnorme Reaktionen minderwertiger bzw. vorbelasteter Personen handelte, die von Selbsterhaltungs- und Sicherungswünschen getragen waren.

Die Nachkriegsjahre führten zu einer Erweiterung und Vertiefung dieser Lehre, was sich in 2 Richtungen als außerordentlich fruchtbar für die Friedenspraxis erwies: Einmal in der Übertragung dieser Erkenntnisse auf das Gebiet der Unfallneurosen im Zivilleben, zum anderen für die Entwicklung der Hysterie- und Neurosenlehre überhaupt (KRETSCHMER u. a.). — Die Kriegserfahrungen ließen sich — mutatis mutandis — auch auf die psychogenen Erscheinungen nach entschädigungspflichtigen Unfällen anwenden (BONHOEFFER, REICHARDT, STIER u. a.). REICHARDT trennte die seelisch-nervösen *Reaktionen auf den Unfall* von denen *auf das Entschädigungsverfahren:* Den prognostisch angeblich stets absolut günstigen neuropathischen (vasomotorisch-neurotischer Symptomenkomplex) bzw. psychopathischen („hypochondrische oder zwangsneurotische Störungen bzw. reaktive Willensschwäche") Reaktionen stellte er die sog. *Entschädigungsreaktionen* gegenüber. Deren tragendes Motiv sei der Wunsch nach Rente, durch den sich „bei psychopathischen Persönlichkeiten die überwertige Idee bzw. die Befürchtung entwickelt, durch einen tatsächlichen oder vermeintlichen Unfall geschädigt zu sein", unter Umständen unter Ausbau und Weiterentwicklung der noch sozusagen physiologischen „neuro- oder psychopathischen Unfallreaktion". REICHARDT warnte davor, diese Erscheinungen als Krankheiten im eigentlichen Sinne anzusehen, vielmehr handele es sich lediglich um stärker ausgeprägte normalpsychologische Mechanismen. Klang in diesen Anschauungen, wie auch schon in den früheren Erörterungen über das Wesen der Kriegsneurosen, ein deutliches moralisches Werturteil mit an, so waren die Formulierungen z. B. von BONHOEFFER u. HIS noch schärfer: Sie sahen in den Unfallneurosen Wunschreaktionen ohne Krankheitswert mit dem Ziel, aus Versicherungsinstitutionen, öffentlichen Einrichtungen oder Prozeßgegnern einen möglichst großen materiellen Gewinn zu erzielen, die sich bei asozialen, ethisch minderwertigen und psychopathischen Persönlichkeiten entwickelten. REICHARDT wies auf die — allerdings nicht immer zutreffende — Tatsache hin, daß Unfallneurosen nach nicht entschädigungspflichtigen Ereignissen (bei Hausfrauen, Kindern, nach Sport- oder Mensurverletzungen) niemals zu beobachten seien, und daß andererseits bei schwersten neurotischen Störungen oftmals überhaupt vorher keine körperliche Schädigung stattgefunden habe. PANSE zeigte an Hand katamnestischer Untersuchungen, daß sich die dargebotenen Störungen von Unfallneurotikern nach Ablehnung der Entschädigungsansprüche rasch zurückgebildet hatten und wies auf die Parallelen zu den Kriegserfahrungen hin.

Die Feststellung des Vorliegens bestimmter belastender Momente für die Entstehung der Unfallneurosen wurde dann in den folgenden Jahren durch statistische und erbbiologische Untersuchungen untermauert: ENKE fand unter 200 untersuchten Personen keine, die nicht neuro- oder psychopathische Symptome aufgewiesen hätte. Als vorherrschend erkannte er eine „triebhaft-primitive Charakterstruktur". Sexuelle Abnormitäten und asoziale Verhaltensweisen fanden sich in den Vorgeschichten überraschend häufig. 75% seiner Probanden hatten schon vor dem Unfall „hysterische Merkmale" (Affektlabilität, Unwahrhaftigkeit, Suggestibilität und Intriganz) aufgewiesen. Konstitutionsbiologisch imponierte eine Häufung körperbaulicher Dysharmonien, vielfach auch eine vegetative Stigmatisation. MARIA WAGNER zeigte an Hand erbbiologischer Untersuchungen eine Fülle psychopathischer und oligophrener Züge in der prämorbiden Persönlichkeit auf, ferner zahlreiche psychiatrische und neurologische Anomalien in der Familienvorgeschichte — an der Spitze stehend wieder: Psychopathie. Bei diesen Untersuchungen wurde zum Vergleich der Belastungsindex von CURTIUS zugrundegelegt, der sich bei Unfallneurotikern um einen Wert von 75% gegenüber einem Mittel von 32% in der Durchschnittsbevölkerung bewegte. Auch BRUN hat später an Hand statistischer Erhebungen die auffallende Häufung früherer neurotischer Erkrankungen und psychopathischer Wesenszüge bei Psychoneurosen nach Hirntraumen gegenüber den Patienten mit rein organisch-postkontusionellen Störungen hervorgehoben.

Im Versicherungsrecht führten diese in kurzer Zeit zur herrschenden Lehre gewordenen Anschauungen folgerichtig dazu, daß man bei Unfallneurosen einen ursächlichen Zusammenhang mit dem Unfall oder der geltend gemachten Kriegseinwirkung verneinte, da hierin nicht mehr die maßgebliche oder wesentliche Ursache gesehen wurde. Waren in nicht wenigen Spruchkammerentscheidungen der ersten Nachkriegsjahre Zusammenhangsanerkennungen zwischen Kriegsneurosen und dem militärischen Dienst — meist unter sehr vagen Diagnosen wie „Nervenleiden" oder „allgemeine Nervenschwäche" — erfolgt, so wurde für die weitere gutachtliche und versicherungsrechtliche Handhabung nunmehr die oft zitierte *grundsätzliche Entscheidung des Reichsversicherungsamts* vom 24. 9. 1926 verbindlich. In ihr heißt es, daß ein Unfall dann nicht als wesentliche Ursache für die Erwerbsminderung eines Verletzten anzusehen sei, wenn diese „ihren Grund lediglich in der Vorstellung des Versicherten krank zu sein oder in mehr oder minder bewußten Wünschen" habe. Eine wesentliche Ursache sei auch dann nicht anzunehmen, „wenn der Versicherte sich aus Anlaß des Unfalles in den Gedanken krank zu sein hineingelebt habe, oder wenn die sein Vorstellungsleben beherrschenden Wünsche auf eine Unfallentschädigung abzielen, oder die schädigenden Vorstellungen durch ungünstige Einflüsse des Entschädigungsverfahrens verstärkt sind".

Diese Formulierungen lassen unschwer erkennen, daß sie sich aus den zitierten Anschauungen von BONHOEFFER, REICHARDT und vor allem von STIER — der an der Abfassung der Entscheidung beteiligt war — herleiteten und sind ferner ein allerdings wenig geglückter Versuch, diese Gedankengänge in eine allgemein verständliche Fassung zu bringen. Immerhin bedeutete diese Entscheidung einen wesentlichen Fortschritt — PANSE nannte sie noch unlängst ein „reinigendes Gewitter" — und sie läßt erkennen, daß man von seiten der Behörden und Spruchinstanzen ernsthaft darum bemüht war, die neugewonnenen Erkenntnisse der medizinischen Wissenschaft praktisch anzuwenden, und zwar auch auf die Gefahr hin, unpopuläre Entscheidungen zu fällen und unliebsame Diskussionen heraufzubeschwören.

Mag man zum Text dieser Entscheidung stehen wie man will, sie erwuchs aus Anschauungen, die auf einer Fülle von Massen- und Einzelbeobachtungen basierten, deren Überzeugungskraft man sich prinzipiell nicht entziehen konnte und auch heute schlechterdings nicht entziehen kann. Heute, 30 Jahre später, wird man sich aber wohl kaum des Gedankens erwehren können, daß frappierende phänomenologische Gemeinsamkeiten zu einer allzu summarischen Betrachtung verführten, und daß die alleinige Anwendung normal-psychologischer Maßstäbe den Verzicht auf psychopathologische Vertiefung mit sich brachte und so den gegebenen Verhältnissen nicht in vollem Umfange Rechnung trug. Mißtrauen, Voreingenommenheit und eine moralisierende Einstellung gegenüber den „Unfallneurotikern" waren einer objektiven Betrachtung nicht förderlich. HOCHE hat diese „Psychologie des Gutachters" sehr treffend charakterisiert und davor gewarnt, sich von unbewußten Strafgelüsten gegenüber diesen Personen leiten zu lassen: „In uns allen schlummert etwas vom Polizisten und Schulmeister".

Eine Reihe von Widersprüchen in den damaligen Anschauungen liegen auf der Hand: Man bezeichnete die Unfallneurosen als Auswirkung einer psychopathischen Konstitution, im gleichen Atemzuge aber als normalpsychologische Mechanismen ohne Krankheitswert. Man ließ unerwähnt, daß es sich bei den Unfallneurosen keineswegs um gesetzmäßige Reaktionsschemata psychopathischer Persönlichkeiten handelte, wie überhaupt der in den einschlägigen Arbeiten verwandte *Psychopathie*begriff, ohne Ausrichtung etwa an den von K. SCHNEIDER gegebenen Kriterien, lediglich auf einem reinen *Wertnormbegriff* beruhte. GRUHLE hatte aber schon damals gefordert, einen wertfreien Psychopathiebegriff zu schaffen. Der Krieg hatte auf der anderen Seite auch gezeigt, daß sich unter Umständen vorher sozial schlecht Angepaßte, Expansive und Gefühlsarme unter seinen besonderen Verhältnissen gut bewährt hatten, und daß auch konstitutionell Labile oder sensible Persönlichkeiten Erstaunliches zu leisten vermochten. Auch wurde übersehen, daß eine Reihe von Unfallneurotikern eben doch keine Belastung der prämorbiden Persönlichkeit mit sinnfälligen neuro- oder psychopathischen Zügen, Intelligenzmängeln oder abnormen Reaktionsbereitschaften aufwiesen. REICHARDT hielt solchen Argumenten zwar entgegen, daß sich in diesen Fällen die psychopathische Struktur eben an der abnormen Reaktion auf den Unfall erkennen lasse, was weder damals voll zu überzeugen vermochte, noch heute als gangbarer Ausweg aus den aufkeimenden Bedenken erscheint. Anders ausgedrückt: Weil diese Personen eine Unfallneurose hatten, deshalb mußten sie noch nicht minderwertige oder psychopathische Persönlichkeiten sein.

Das Beteuern der begutachteten Neurotiker, daß ihnen nichts an einer Rente, sondern nur an der Wiederherstellung ihrer Gesundheit gelegen sei, erscheint ohne Zweifel von vornherein unglaubhaft, aber die hierfür gegebene Erklärung, daß der Unfallneurotiker eben seine „Begehrungsvorstellungen" gewissermaßen unbewußt mit sich herumtrage und nur nicht in der Lage sei, sich dies einzugestehen, vermochte auch nicht unbedingt zu überzeugen. KRONFELD sowie HOCHE und STIER zweifelten überhaupt daran, daß so reale materielle Wünsche wie etwa das Streben nach Geld ins Unbewußte verdrängt werden könnten. HOCHE warnte auch davor, der Vorstellung krank zu sein, keinen Krankheitswert beizumessen oder hysterische Reaktionen schlechthin als nicht krankhafte Mechanismen hinzustellen, wobei er auf bedrohliche hypochondrische Reaktionen oder mit Nahrungsverweigerung und Selbstbeschädigung einhergehende Haftreaktionen hinwies. War man sich also wohl grundsätzlich einig, so bestanden doch erhebliche Meinungsverschiedenheiten in der psychopathologischen Deutung dieser Phänomene. Die in Gang gekommenen Diskussionen erwiesen sich aber als außerordentlich fruchtbar und führten, da sie gleichzeitig auf den neugewonnenen Erkenntnissen über die Dynamik der abnormen Reaktionen und die Struktur der Neurosen aufbauten, zu einer weiteren Vertiefung. Seit der Jahrhundertwende hatten FREUD und BREUER, später ADLER und JUNG die krankmachende Wirksamkeit verdrängter Affekte, Erlebnisse und Strebungen bzw. die Wirksamkeit altübernommener, mythisch-kollektiver Vorstellungsinhalte beschrieben und durch analytische Verfahren den Weg zum unbewußt Wirkenden, also zur „Tiefenperson" zu finden versucht. KRETSCHMER hatte nach dem ersten Weltkrieg der Dynamik der Hysterie eine Studie gewidmet und anschaulich beschrieben, wie eine Person unter der Einwirkung eines übermächtigen Affekts — Schreck, Panik, Ekstase usw. — der Führung ihrer phylogenetisch jüngeren, rationalen Schicht beraubt, über den Weg des Einschleifens von Reflexen, freilich oft auch der willkürlichen Reflexverstärkung oder zweckvollen Vortäuschung, zum Spielball atavistischer Bewegungsimpulse — Flucht- oder Totstellreflex — der hypobulischen Schicht wird. Hier findet sich übrigens eine Brücke zur KRAEPELINschen Hysterielehre, die in den hysterischen Erscheinungen „uralte Schutzeinrichtungen" sieht, die speziell bei „Naiven" von Selbstschutzinstinkten in Gang gesetzt werden.

Angriffspunkt der meisten Kritiker war vor allem die summarische Unterstellung, daß bei den Unfallneurosen die primär treibenden Kräfte grundsätzlich Begehrungsvorstellungen seien, auch wenn man deren Vorhandensein nicht völlig in Abrede stellte. Wenn wir hier von den unsachlichen und überwiegend polemischen Ausführungen von RIESE und Mitarbeitern absehen, deren inhaltliche Wiedergabe sich nicht lohnt, so haben in RIESES Sammelheft LANDAUER und LEWY-SUHL doch auf die Diskrepanz hingewiesen, die zwischen der oft unter Opfern und Entbehrungen angestrebten kärglichen Rente und dem vorher auskömmlichen Arbeitslohn besteht. Natürlich dürfte die daraus gezogene Folgerung, daß die Unfallneurosen eben doch organisch-krankhafte Störungen seien, allzu kurzschlüssig und hiermit nicht ausreichend begründet sein. — BLUM versuchte, das Problem vom soziologischen Blickpunkt her zu erhellen, indem er in den Unfallneurosen die Flucht des einförmig tätigen Industriearbeiters aus seiner „Tretmühle" sah. Beachtlich ist hiergegen aber der von verschiedenen Seiten bestätigte Einwand von BRUN, daß sich Unfallneurosen keineswegs nur in der Schicht der

Industriearbeiter antreffen ließen. Er hat statistisch das sozial weitaus ungünstigere und begehrlichere Verhalten von Schadensersatzklägern und Privatversicherten gegenüber den Sozialversicherten aufgezeigt: Bei den von ihm begutachteten Privatversicherten betrug die Neurotikerquote — einschließlich psychogener Überlagerung organischer Schäden — 61,5%, gegenüber 53% bei seinen Sozialversicherten. Man ist versucht, hieraus den Schluß zu ziehen, daß der Wunsch nach Geld doch das maßgeblich tragende Motiv ist, da die Entschädigungssummen aus den Privatversicherungen oder aus Schadensersatzprozessen ja weit höher sind, als die Unfallrenten aus der Sozialversicherung.

V. v. WEIZSÄCKER versuchte, tiefere Ursachen aufzudecken, indem er die Unfallneurosen als *Rechtsneurosen* ansprach. Die Triebfeder sei hier das „Rechthabenwollen", und zwar — wie er meint — als Konsequenz des Oedipusverhältnisses (der versicherte „Sohn" gegenüber „Vater Staat" ?). Die Rente bzw. der Entschädigungswunsch nehmen somit in der v. Weizsäckerschen Konzeption nur einen untergeordneten Platz ein und sind gewissermaßen die Auswirkung der „festen Marschroute, in die die Rechtsneurosen durch die Struktur der Sozialinstitutionen gelenkt seien". Es sieht demnach so aus, als ob alle Unfallneurotiker gleichsam Querulanten oder Querköpfe seien, aber dies ist doch wohl zu einseitig, und wir werden sehen, daß v. WEIZSÄCKER selbst in späteren Arbeiten sehr verschiedenartige Motive aufzudecken vermochte.

Auf die Verarbeitung bestimmter aktueller Konfliktsituationen im Rahmen von Unfallneurosen hatte ja schon ENKE hingewiesen. SEROG ging noch weiter, indem er im Unfall nur ein akutalisierendes Moment für eine vorbestehende Konfliktneurose erblickte. V. v. WEIZSÄCKER ist in seiner späteren Arbeit „Soziale Krankheit, soziale Gesundheit" näher — ob immer ganz zutreffend bleibe vorerst dahingestellt — auf die *soziale Problematik* eingegangen. Die Furcht vor dem Existenzverlust und die Erkenntnis der rein materiellen Möglichkeiten führten angeblich „unter dem Verlust des Sicherheitsgefühls in die Rechtsneurose". Man wird allerdings hiergegen einwenden dürfen, daß es sich hierbei um die existentiellen Probleme sämtlicher verletzter oder erkrankter Versicherter handelt. Das Versichertsein verwandele in dem Kranken die Einstellung zur Krankheit „aus einem Zustand, der nicht sein soll, in einen Zustand, der ein Recht ist." Daß hierin nicht die eigentliche Versuchungssituation als Grundlage für die Entstehung einer Unfallneurose zu suchen ist, ergibt sich schon daraus, daß heutzutage für ca. 80% der arbeitenden Bevölkerung — das ist die ungefähre Zahl der heute pflichtversicherten Arbeitnehmer — Unfälle und Krankheiten stets Zustände sind, aus denen auch ein Recht herzuleiten ist, sei es in Form einer Rente, von Krankengeld, Urlaub, Pflege, Kuraufenthalten usw. Trotzdem bekommen nicht alle Pflichtversicherten nach Unfällen oder Krankheiten „Rechtsneurosen". Andererseits weist v. WEIZSÄCKER aber auch an Hand einer Reihe von Krankengeschichten überzeugend nach, wie bei den Unfallneurosen oft Berufskonflikte, Haß, Ressentiment und Inferioritätseinstellung von maßgeblicher Bedeutung für die inneren Zusammenhänge aufzudecken waren. Der Unfall sei also in diesen Fällen nur „*Glied in einer historischen Kette, nicht aber Ursache der Neurose*" gewesen. Den Unfall als solchen bezeichnete er später als ein „Urphänomen feindlicher Gewalt", durch das dem Verletzten die Situation der Schwäche, des Unterlegen- und unschuldig Benachteiligtseins evident werde.

KRONFELD ging dahingegen von der *pathogenen Prägungskraft des Unfallerlebnisses* aus, während E. STRAUSS umgekehrt in den meisten Fällen dem Unfall-
erlebnis die Bedeutung eines neurotisierenden Momentes von individueller Repräsentanz *absprach*. Er sah vielmehr das Entscheidende in dem dem Unfall
schon „vorgegebenen *Verzicht auf Selbstverwirklichung*", der erst durch Unfall
und Versicherungspflicht ermöglicht werde: Jenen Verzicht auf Selbstverwirklichung, in dem er das Kernproblem aller Neurosen, Perversionen und Süchte
als Ausdruck einer „Deformierung der Persönlichkeit" — Selbstzerstörung und
Zerstörung der Werte des objektiven Geistes — sah.

Eine komplexere, aber nicht unwidersprochene (QUENSEL), Betrachtungsweise
des Problems findet sich auch bei KLIENEBERGER, der in seinem Handbuchartikel
das gemeinsame Hineinspielen anlagemäßiger und aktueller — also individueller
und soziologischer — Faktoren in die Unfallneurose beschreibt, auf die sekundäre
Verknüpfung des Unfalls mit Lebenskonflikten hinweist und in den Unfallneurosen
die „neurotisch-psychopathischen Auswirkungen des Unfallerlebnisses mit Aussicht auf inneren und äußeren Lebensgewinn" sieht. „Der Boden, auf dem gebaut wird, ist schon lange bestellt".

Das vertiefte, vorurteilslose Eindringen in die Dynamik der Unfallneurosen
hatte damit schon innerhalb weniger Jahre ergeben, daß man ihre Problematik
keineswegs schematisch betrachten konnte. Es bahnte sich mehr und mehr in der
Aufdeckung soziologischer, aktuell-individueller und auch tiefenpsychologischer
Gesichtspunkte eine mehrschichtig-verstehende Deutung an. v. WEIZSÄCKER und
MÜLLER konnten, von den oben zitierten Anschauungen ausgehend, über eine
Reihe psychotherapeutischer Heilerfolge berichten, denen aber z. B. LOTTIG sehr
skeptisch gegenüberstand. Auch GÖRING forderte, die Unfallneurotiker durch
psychotherapeutische Behandlung zu heilen. Die Vertiefung der Erkenntnisse
gereichte aber keineswegs dazu, die an den Lehren von BONHOEFFER sowie REI-
CHARDT und STIER aufgebaute Spruchkammerpraxis umzustoßen oder zumindest
in Frage zu stellen, sondern nur die grundsätzliche Richtigkeit der sozial-medi-
zinischen Praxis zu bestätigen. Es erwuchsen aber positive Vorschläge und For-
derungen für eine Änderung der Gesetze, für Unfall- und Krankenfürsorge, für
eine Verbesserung und Intensivierung der sozial- und betriebshygienischen Arbeit
(HOCHE, v. WEIZSÄCKER, ELIASBERG).

Die Ebene, auf der diese Diskussionen ausgetragen wurden, war die der damals
erarbeiteten neurologisch-psychiatrischen und psychopathologischen Erkenntnis,
während die Anschauungen der psychoanalytischen Schulen nur bedingt Eingang
fanden. Versuche, die psychologischen Verhältnisse bei den Unfallneurosen mit
diesen noch sehr umstrittenen Theorien zu klären, blieben vereinzelt und konnten
sich auch nicht entscheidend durchsetzen. Dies erscheint zunächst verwunderlich,
da die *Psychoanalyse* gerade das Gebiet der Neurosen als ureigenstes Arbeitsfeld
beanspruchte. Aber selbst v. WEIZSÄCKER, der der Psychoanalyse gegenüber besonders aufgeschlossen war, hatte in den Unfallneurosen lediglich oder zumindest
überwiegend reaktiv bedingte Einstellungen und Verhaltensweisen gesehen. Vielleicht lag das geringe Interesse der Psychoanalytiker nicht zuletzt an 2 rein äußeren
Gegebenheiten. Einmal waren sie damals wie auch heute kaum nennenswert an
der Gutachterpraxis beteiligt, zum anderen wird man wohl kaum einmal einen
„Unfallneurotiker" treffen, der sich freiwillig einer Behandlung unterzieht, für

die ja Berufsgenossenschaften oder Krankenkassen nicht aufkommen, die von vornherein auch auf die Aufdeckung des Krankheitsgewinns, der unverarbeiteten frühkindlichen Konfliktsituationen usw. abgestimmt ist, und ihm damit das Wasser von seiner Mühle abzieht.

Die beschriebenen Kriegserfahrungen hatten auch nur insofern zu einer Annährung der „feindlichen Lager" Psychiatrie und Psychoanalyse geführt, als z. B. die Feststellung des tendenziösen Charakters der Kriegsneurosen zu einer Bestätigung der Freudschen Vorstellung vom Wunschcharakter der Neurosen, von der neurotischen „Flucht in die Krankheit" und dem „Entgegenkommen der Organe" führte. Die frühkindlichen Konfliktsituationstheorien schienen in ihrem universellen Anspruch allerdings ad absurdum geführt. Es schien vielmehr damit ein beachtliches Argument gegen die grundsätzliche „libidinöse" Entstehung der Neurosen erwachsen zu sein (NONNE). FREUD, der selbst freilich keine Kriegs- oder Unfallneurosen behandelt hat, wandte hiergegen nur ein, daß man eine solche Behauptung erst aufstellen könne, wenn man derartige Zustandsbilder mit seinen analytischen Methoden untersucht hätte. Sein Schüler FERENCI hat dann auch an Hand seines Kriegsmaterials eine Anwendung der Freudschen Neurosenkonzeption versucht und kam zu der Überzeugung, daß es sich hierbei um „narzistische Neurosen" handele, in denen „die Libido der Patienten vom Objekt auf das Ich zurückgezogen" würde. Der Rückfall in das kindliche Stadium der Selbstliebe (die FREUDsche „infantile Regression") wurde aus dem Verhalten der Neurotiker geschlossen: Ihrem Streben nach Umsorgtsein, Verhätschelt- und Bedauertwerden, ihrem infantilen Puerilismus, ihrer Hemmungs- und Disziplinlosigkeit; dies wurde als eigentlicher *primärer Krankheitsgewinn* postuliert, dahingegen die Flucht vor der Bedrohung, der Rentenwunsch usw. als nur *sekundärer* betrachtet. Auch hat FERENCI erstmals auf die häufige Senkung von Libido und Potenz bei den Unfallneurotikern hingewiesen. Er glaubte jedenfalls, daß man bei allen Kriegs- und Unfallneurosen die Freudschen Gesetzmäßigkeiten der *Angstneurosen* und *Konversionshysterien* ebenso würde feststellen können, wie er ihm Rahmen von sozusagen stichprobenartigen Untersuchungen. Die Arbeit von FERENCI über die Kriegsneurosen enthält überhaupt eine Reihe sehr feiner und sorgfältig besprochener Beobachtungen und ist von dem ernsthaften Bemühen getragen, die feineren Zusammenhänge nicht durch einen oberflächlichen Schematismus zu verschleiern. Sie nimmt vieles voraus, was erst Jahre später von anderen Autoren beachtlich gefunden wurde, hat aber wohl deshalb nie einen größeren Widerhall gefunden, weil sie in ihrer z.T. etwas eigenartigen terminologischen Diktion — die an vielen Stellen die oftmals bespöttelte Ausdrucksweise von FREUD in den Schatten stellt — nur schwer verständlich ist.

Gleichfalls aus dem psychoanalytischen Lager versuchte SIMMEL die Haltungsstereotypien der Kriegsneurotiker als fixierte Angst- bzw. Affektreaktionen zu deuten. ABRAHAM sah ein wesentliches Moment in dem „Erlöschen der Hingabefähigkeit", die von „narzistischer Habgier", die man als „analerotische Regression" deutete, abgelöst sei. Ähnliche Gedankengänge finden sich bei JONES. — Daß bei den Kriegsneurosen die Angst, in denen ja auch die Psychoanalytiker ein wesentliches Moment der Neuroseentstehung sehen, das treibende Moment war, wird man wohl auch kaum in Abrede stellen können. Anders ist dies wohl bei den friedensmäßigen Unfallneurosen, bei denen *nach* dem Unfall von einer akuten Bedrohung keine Rede mehr sein konnte.

Diese aus der Kriegserfahrung gewonnenen Anschauungen sind nun auch nach dem Kriege von der psychoanalytischen Arbeitsrichtung für die Unfallneurosen im wesentlichen beibehalten worden. So etwa MENG: „Bei der Unfallneurose sind die unbewußten Wünsche auf die Rente als Objekt verschoben". Das heißt also mit anderen Worten, man sprach dem Unfall gleichfalls die Rolle eines *aktualisierenden Momentes* zu, das sich bei entsprechenden — „*präneurotischen*" — Persönlichkeiten in dieser Form auswirke. Man ging sogar noch weiter, denn einige Autoren sahen *im Unfall selbst* überhaupt nur einen unbewußt gewählten Ausweg aus einer Konfliktsituation, also sozusagen eine „*neurotische Fehlleistung*". CHRISTOFFEL, BLUM und v. WEIZSÄCKER diskutierten ernsthaft die Frage, ob nicht überhaupt der Wunsch nach Lebenssicherung und Ausweichen vor den verschiedenen Lebensschwierigkeiten den Unfall herbeiführte.

Schließlich hat BRUN (1930) versucht, weitgehend undogmatisch und vermittelnd einen Überblick über das Gebiet der Unfallneurosen zu geben, und die bisherigen Anschauungen und Veröffentlichungen gegeneinander abzuwägen. Er unterschied und trennte unter den seelischen Unfallfolgen 2 Gruppen bzw. Hauptformen, und zwar einmal die echten, primären „traumatischen Neurosen", die er als „echte, posttraumatische Hysterie" bezeichnete und als Fortsetzung und Ausbau der Schreckneurose ansah, d. h. also als eine protrahierte Schreckreaktion, woran übrigens auch früher schon KLEIST vorübergehend gedacht hatte. Es erscheint uns allerdings etwas fragwürdig, für diese Phänomene den Begriff der „traumatischen Neurosen" gewissermaßen wieder aufleben zu lassen, da er doch zu einer Verwechslung mit dem durch die Arbeit von OPPENHEIM festgelegten Begriff Anlaß geben könnte, der ja von REICHARDT u. a. aufs Heftigste bekämpft wurde. — BRUN sah jedenfalls für die protrahierten Schreckreaktionen eine Entschädigungspflicht ebenso als recht und billig an wie für die sog. „posttraumatischen Phobien". — Ihnen gegenüber stellte er die sekundären Rentenversicherungsneurosen, bei denen eine Rentengewährung nur dazu dienen würde, den primären Krankheitsgewinn — also die infantile Regression — auszubauen und der „Überwindung des Lustprinzips" als einer Forderung des „Überichs" im Sinne von FREUD entgegenstehen.

HEYER sieht in der Kampfhaltung des Unfallneurotikers den wieder aktualisierten Kindheits- (Vater-)protest im neuen Gewande und nähert sich damit den Anschauungen v. WEIZSÄCKERS. An anderer Stelle schreibt H., daß ein Mensch vor dem Unfall in einem „naiven Gefühl der Sicherheit und Ungeschädigtheit" lebe, welches ihm durch den Unfall genommen werde und sieht in den Unfallneurosen das „schlichte Sichverlassen des primitiven Menschen auf die Hilfe der Allgemeinheit." — Aus der Gutachterpraxis wird man ihm aber entgegenhalten müssen, daß in den meisten derartigen Fällen wohl von Primitivität, kaum aber jemals von „Schlichtheit" des Auftretens oder Verhaltens der Unfallneurotiker die Rede sein kann.

3. Grundsätzliche Betrachtungen

Die Zahl der Autoren, die Beiträge zu diesem Fragenkreis veröffentlicht haben, beträgt ein Vielfaches der bereits genannten. Sie neigen je nach ihrer psychiatrisch-neurologischen Schule, ihrem Temperament und ihrer Weltanschauung bald dieser und bald jener Auffassung zu. Die Zahl und der Inhalt der einschlägigen Veröffentlichungen ist inzwischen zu einem solchen Umfange angewachsen, daß man sie kaum noch zu übersehen vermag. Wir haben uns aber bemüht, alle profilierten Meinungen zu Worte kommen zu lassen. Eine weitere Aufzählung würde keine neuen Gesichtspunkte erbringen und die Dinge nur verwirren. In einem wesentlichen Punkte dieser — wie gezeigt — stark divergierenden Anschauungen ist aber eine gemeinsame Grundlage zu finden, die für alle Betrachtungen den Ausgangspunkt bietet: *In der Annahme einer seelischen Bedingtheit der Unfallneurose* und somit der endgültigen Abkehr von den mechanistisch-anatomischen Anschauungen OPPENHEIMS. Hieran haben auch später die Arbeiten DE MORSIERS nichts ändern können, dessen Versuch, wenigstens die „funktionellen" — also gemeinhin als seelisch betrachteten — Hirntraumafolgen als irgendwie organisch bedingt in den Formenkreis der traumatischen Encephalopathien einzuordnen, sich nicht durchsetzen konnte und seinerzeit z. B. von BRUN überzeugend entkräftet wurde.

Wie sehr man aber Gefahr lief, sich von einer objektiv-sachlichen Betrachtungsweise zu entfernen, und sich im Streit der Meinungen nicht scheute, das politisch-demagogische Glatteis zu betreten, zeigen die Arbeiten RIESES, der in den Unfallneurotikern die schutzbedürftigen Ausbeutungsobjekte eines kapitalistischen Wirtschaftssystems sah. Dies war 1929. 11 Jahre später war das Pendel nach der anderen Seite ausgeschlagen, und ARENDTS schrieb:

„Der Entschädigungs-(Renten-)neurotiker ist, da er sich durch sein der nationalsozialistischen Weltanschauung widersprechendes, die Volksgesamtheit schädigendes Verhalten selbst außerhalb der Volksgemeinschaft setzt, ein asoziales Element, ein Volksschädling; es muß ihm daher das Handwerk gelegt werden. Das kann nach dem an den Anfang aller nationalsozialistischen Rechtsarbeit gestellten Wort „Recht ist das, was dem Volke nützt, und Unrecht das, was ihm schadet", ohne weiteres geschehen ...."

Es gibt wohl kaum ein Gebiet der Medizin, das im Zeitraum von 2 Jahrzehnten weit über den Kreis der beteiligten Fachwissenschaftler hinaus so viel von sich reden machte; in dem die Meinungen aufeinanderprallten, sich immer wieder aneinander neu entzündeten, und auf dem es trotz der überzeugenden empirischen Erfahrung durch Jahre hindurch zu keiner Einigung über die theoretischen Grundlagen kam. Wir kennen keinen Sektor unseres Fachgebietes, auf dem jahrzehntelang so viel an unsachlicher Polemik zusammengetragen wurde wie gerade hier, und auf dem jede beachtliche neue Veröffentlichung stürmische Zustimmung auf der einen und fast ebenso viel vernichtende Kritik auf der anderen Seite auf den Plan rief. Fragt man nach den Gründen, so dürften sie einmal auf psychologischem Gebiet, zum anderen auf sachlichem zu suchen sein:

Der Arzt wird im Grunde genommen durch die Gutachtertätigkeit seinen eigentlichen Aufgaben entzogen und mehr und mehr zum Erfüllungsgehilfen eines sozialen Ordnungsprinzips. Er hat sich naturgemäß immer wieder mit dem aufkeimenden Mißtrauen auseinanderzusetzen, das ihn befällt, wenn er bei dieser Tätigkeit immer wieder Personen gegenübersteht, deren Klagen in einem erkennbaren Mißverhältnis zum objektiven Befund bzw. den überhaupt möglichen Schadensfolgen stehen, und deren dargebotene Störungen nicht selten zumindest hart an die Grenze von Simulation stoßen. Auch wenn der Arzt noch nicht einmal an die von diesem Personenkreis beanspruchten oder bereits gewährten Renten aus Steuergeldern und anderen öffentlichen Mitteln denkt, an deren Aufkommen er schließlich durch seine Arbeit beteiligt ist, wird er sich kaum in der Gutachterpraxis von einem immer wieder aufkeimenden Mißtrauen freimachen können, einer Haltung, die dem eigentlichen ärztlichen Anliegen entgegensteht. Aber das Gros der Unfallneurotiker raubt Zeit, verdirbt den Ton auf den Krankenabteilungen und kommt seinerseits nicht vertrauend und hilfesuchend zum Arzt, sondern mißtrauisch, ressentimenterfüllt und mit mehr oder minder erkennbar schlechtem Gewissen. Es ist wohl kein Wunder, wenn sich der durch den scheinbar so guten, in der Tat aber recht schmalen finanziellen Ertrag der Gutachtertätigkeit mühsam verdrängte Unlustaffekt in zahlreichen Veröffentlichungen Luft machte und natürlich auf der anderen Seite diejenigen auf den Plan rief, die diesen Personenkreis in Schutz zu nehmen sich berufen fühlten, sei es aus Unkenntnis, Mitleid, politischen Ambitionen oder aber aus der an sich lobenswerten Absicht heraus, an Hand neugewonnener wissenschaftlicher Erkenntnisse oder sehr subjektiver Vorstellungen von den Dingen, wieder einmal den bisher nie geglückten Versuch zu unternehmen, nun doch noch irgendwelche organischen Ursachen zu finden.

Die sachlichen Gründe sind in der Natur der Dinge, d. h. also darin zu suchen, daß bei der Untersuchung von *Zusammenhängen im Psychischen* von *anderen Kategorien* ausgegangen werden muß, als im Biologischen: Im Gegensatz zur induktiven naturwissenschaftlichen Erkenntnisfindung suchen wir bei der Analyse von Zusammenhängen im seelischen Bereich durch subjektives Nacherleben — *Verstehen* — nach genetisch verständlichen Zusammenhängen und Motivationen, die durch einen in uns ablaufenden subjektiven Akt — *das Deuten* und Zugrundelegen von Motiven — wohl ein hohes Maß von *Evidenz für den Einzelfall* gewinnen können, nicht aber die Grundlage für eine *gesetzmäßige Verallgemeinerung* (JASPERS). *Seelische Abläufe* sind somit nicht nur kausal ableitbar, sondern auch durch Motive und Motivationen, Determinationen, Strebungen und Tendenzen bestimmt, mithin also *vielschichtig* in ihren Bezugssystemen. Dies bringt es mit sich, daß die Evidenz psychologischen Verstehens schon dort ihre Grenzen hat, wo wir über die Beurteilung anschaulich-sinnvoller Tatbestände wie z. B. neurologischer Befunde hinaus, also an Hand von Ausdruck, Handlungen und Aussagen, in den Bereich *außerbewußter Mechanismen* vorstoßen, deren Annahme sich zwar für die psychopathologische Forschung zwingend ergeben und überaus fruchtbar ausgewirkt hat, deren Deutung uns aber bestenfalls ein *hohes Maß von empirischer Verstehbarkeit* nicht aber unumstößliche Gesetze vermitteln kann. Lesen wir hierzu weiter bei JASPERS:

„Die Evidenz eines verständlichen Zusammenhanges aber beweist noch nicht, daß dieser Zusammenhang nun auch in einem bestimmten Einzelfall wirklich sei, oder daß er überhaupt wirklich vorkomme. ... Denn das Urteil über die Wirklichkeit eines verständlichen Zusammenhanges im Einzelfall beruht nicht allein auf der Evidenz desselben, sondern vor allem auf dem objektiven Material greifbarer Anhaltspunkte (sprachliche Inhalte, geistige Schöpfungen, Handlungen, Lebensführung, Ausdrucksbewegungen), in denen der Zusammenhang verstanden wird; diese Objektivitäten bleiben aber immer unvollständig. Alles Verstehen einzelner wirklicher Vorgänge bleibt daher mehr oder weniger ein Deuten, das nur in seltenen Fällen hohe Grade der Vollständigkeit überzeugenden objektiven Materials erreichen kann."

Das heißt also, daß phänomenologische Gemeinsamkeiten im Verhalten und Reagieren bestimmter Gruppen nicht vorbehaltlos den Schluß auf kollektive seelische Schemata rechtfertigen. Wenn also z. B. bei einer Reihe von „Unfallneurotikern" der Rentenwunsch als maßgebliche oder sogar alleinige Triebfeder des Verhaltens aufzudecken ist, so besagt dies noch nicht, daß grundsätzlich alle seelischen und nicht organisch bedingten Störungen nach entschädigungspflichtigen Ereignissen aus der gleichen Wurzel entstanden sind. Setzt man sich über diese Voraussetzungen hinweg, so läuft man Gefahr, die Dinge untunlich zu vereinfachen und dem vielschichtigen Bereich des Seelischen Zwang anzutun. Gewiß kann die praktische Medizin nicht ohne bestimmte Normen und Regeln auskommen, unter die der Einzelfall subsummiert werden muß, und zwar gerade in der Sozialmedizin. Wir müssen uns dabei aber der Grenzen unserer Erkenntnis bewußt bleiben und uns vor einem leeren Schematismus hüten.

Der Fehler, der in manchen der zitierten Darstellungen gemacht wurde, ist also der, daß man unter Vernachlässigung dieser andersartigen Kategorien versuchte, aus evidenten phänomenologischen Gemeinsamkeiten bei den Unfallneurosen eine gemeinsame seelische Determinantenreihe zu unterstellen, daß man, gefesselt durch die Anschaulichkeit der äußeren Verhaltensweisen und Ausdrucksformen sich verbindliche Vorstellungen zurechtlegte und somit fälschlich *das Symptom zur Krankheit erhob*. Wie wenig verbindlich und allgemeingültig diese Vorstellungen aber zum Teil waren, beweist allein schon die Verschiedenartigkeit der einzelnen Deutungen, die ihre Konturen und Farben zum Teil aus den sehr subjektiven Anschauungen der einzelnen Autoren und psychoanalytischen Schulen gewannen. In der Praxis der Neurosenbehandlung haben sich eigentlich alle Arbeitsrichtungen ein viel höheres Maß an Objektivität und Elastizität der Interpretationen bewahrt. Wenn ein Patient z. B. an einer nervösen Angina pectoris erkrankt, so *kann* uns die Tatsache, daß ein Ehekonflikt vorliegt, einen wertvollen Hinweis für die mögliche Genese geben. Dieser *braucht* es aber gar nicht zu sein, denn die weitere Analyse kann z. B. ergeben, daß die Wurzeln in beruflichen Konfliktspannungen oder in noch ganz anderer Richtung zu suchen sind. Es will aus diesem Grunde auch nicht einleuchten, daß bei neurotischen Störungen nach entschädigungspflichtigen Ereignissen außer Rentenwünschen *niemals andere* Motive wirksam oder mitbestimmend sein sollen.

Unbeschadet solcher Bedenken gegen eine vorbehaltlose Übernahme der bisherigen Anschauungen erforderte die soziale Struktur nicht nur unseres Landes gebieterisch die Schaffung einer Rechtsgrundlage für die Entscheidungen auf dem Gebiete des Versorgungs- und Unfallrechts, da mit dem von Jahr zu Jahr festzustellenden Ansteigen von Rentenansprüchen auf allen Gebieten und der durch den Krieg geschaffenen wirtschaftlichen Notlage auch die Zahl der Rentenneurotiker ins Uferlose zu wachsen drohte.

4. Gesetzliche Grundlagen

a) Die Unfallneurosen in der Sozialmedizin

Als erste Instanz hatte das Reichsversicherungsamt in seiner auf Seite 5 zitierten grundsätzlichen Entscheidung vom 24. 9. 1926 die Grundlage für eine verbindliche Spruchpraxis bei allen nach der Reichsversicherungsordnung abzuwickelnden Rentenverfahren hergestellt. Von nun an bestand die Möglichkeit, Ansprüche aus nicht organisch bedingten seelischen Unfallfolgen abzulehnen. Das *Reichsversicherungsamt* ist diesen Entscheidungsgrundsätzen auch treu geblieben, ebenso die nach der Auflösung dieser Spruchinstanz nach dem Kriege errichteten *Oberversicherungsämter* und *Sozialgerichte*. WILDE zitiert z. B. eine Entscheidung des Bayerischen Landesentschädigungsamtes vom 24. 5. 1950, in der es heißt:

„In der medizinischen Wissenschaft ist das Bestehen einer traumatischen Neurose, d. h. einer nervösen Störung, als Folge einer Verletzung nicht mehr anerkannt, psychogene, hysterische Reaktionen bilden daher keine Schadensfolge."

Wir deuteten schon an, daß uns die Formulierung der oft zitierten Entscheidung des Reichsversicherungsamtes wenig geglückt erscheint, da in ihr die Dynamik seelischer Vorgänge doch *allzu sehr simplifiziert* wird. Aber vielleicht war gerade diese Vereinfachung mit ein Grund für ihre Durchschlagskraft und Gültigkeit bis auf den heutigen Tag: Der Fachkundige wußte trotz der terminologischen Schwächen, was gemeint war, und für den in den Spruchinstanzen mitwirkenden Laien gab sie eine faßliche und anschaulich formulierte Entscheidungsgrundlage ab.

Das *Reichsversorgungsgericht* (RVG) hat sich später die Spruchpraxis des Reichsversicherungsamtes vorbehaltlos zu eigen gemacht, was jedoch leider noch keine Möglichkeit bot, die Sünden der Vergangenheit in Form einer allzu großzügigen Anerkennung von Kriegsneurosen wieder gut zu machen (Entsch. des RVGer Bd. VII S. 255/56, 291, Bd. XI S. 140, Bd. XII S. 97). Einen ersten Vorstoß bedeutete eine Entscheidung vom 11. 5. 1928, nach der eine Dienstbeschädigung für unverändert fortbestehende hysterische Erscheinungen auch ohne Vorliegen eines beschwerdefreien Intervalls abgelehnt werden konnte (Entsch. RVGer Bd. XII S. 97 Nr. 31). Durch eine weitere Entscheidung des Bayerischen Landesversorgungsgerichts wurde der Möglichkeit einer Rentenerhöhung bei diesem Personenkreis ein Riegel vorgeschoben (E. Bay. LVGer 1925, S. 48 Nr. 80). Die Gelegenheit, diese Grundsätze zu verallgemeinern, wurde den Spruchinstanzen aber durch den ministeriellen „Neurotikererlaß" vom Jahre 1928 genommen (RVBl. 1928 S. V, 56 Nr. 77 Ziff. 1). Erst in den 30er Jahren konnte sich eine Entscheidung des RVG durchsetzen, nach der eine wesentliche Änderung der Verhältnisse im Sinne des § 57 des Reichsversorgungsgesetzes auch dann gegeben sei, wenn sich an den äußeren Erscheinungen der Dienstbeschädigung nichts geändert, sich jedoch ihre Wesensgrundlage verschoben habe. Führte nunmehr also ein Gutachter aus, daß ein anfänglich z. B. als protrahierte Schreckreaktion gedeutetes und als Dienstbeschädigung anerkanntes Zittern nicht mehr als Schreckfolge anzusehen sei, sondern nur noch vom Rentenwunsch oder anderen Motiven unterhalten würde, so bestand nunmehr die Möglichkeit zum Rentenentzug (E. RVGer, Bd. XII S. 47 Nr. 31). — Eine gesetzliche Grundlage für die Aberkennung zu Unrecht wegen früher in ihrem Wesen verkannter neurotischer Störungen als Dienstbeschädigung und damit für einen Rentenentzug gab schließlich noch das 5. Gesetz zur Abänderung des Gesetzes über die Verfahren in Versorgungssachen vom 3. 7. 1934, Art. 2, nach dem mit Genehmigung des Reichsarbeitsministers rechtskräftige Entscheidungen durch Verwaltungsakte geändert werden konnten, sofern ihre Grundlage nicht mehr der Sach- und Rechtslage entsprach.

Vorsorglich hatte man außerdem in dem in diesen Jahren ausgearbeiteten *Wehrmachtsfürsorge- und Versorgungsgesetz* (WFG) in die Durchführungsbestimmungen zum § 4 Abs. 2 einen Passus aufgenommen, nach dem als Körperschäden nicht Zustände gelten, die nur in der Vorstellung bestehen oder seelisch bedingt sind (Durchf.Best. z. WFVG 29. 9. 1938 RGBl. I 1293).

Mit dem Außerkrafttreten des WFVG durch das Kriegsende 1945 ist die unseres Wissens einzige *gesetzlich verankerte Regelung* zum Neurotikerproblem in der Sozialmedizin entfallen, denn in dem am 7. 8. 1953 verkündeten *Bundesversorgungsgesetz* (RGBl. I. S. 866) findet sich keine entsprechende Bestimmung, vielmehr wird die Rechtfertigung eines Versorgungsanspruches lediglich aus der in Bezug auf dieses Problem sehr allgemein gehaltenen Formulierung des § 1 Abs. 1 hergeleitet, in dem es heißt:

„Wer durch eine militärische oder militärähnliche Dienstverrichtung oder durch einen Unfall während der Ausübung des ... Dienstes oder durch die diesem Dienst eigentümlichen Verhältnisse eine gesundheitliche Schädigung erlitten hat, erhält wegen der gesundheitlichen und wirtschaftlichen Folgen der Schädigung auf Antrag Versorgung."

Bei den *privaten Unfallversicherungen* liegen die Dinge anders und in gewisser Weise klarer, weil hier auf Grund der rechtsverbindlichen Abmachungen zwischen Versicherungsnehmer und Versicherung die Haftung für nicht organisch begründete psychische Störungen nach Unfällen ausgeschlossen ist (§ 7 Abs. 4 der allgemeinen Bedingungen für private Unfallversicherungen).

Wie erörtert, ist aber auf dem übrigen sozialmedizinischen Sektor die Lage der Dinge *theoretisch* im Augenblick so, daß jederzeit *die Möglichkeit der Anerkennung psychoreaktiver Schadensfolgen* und somit Berentung besteht, da keine verbindliche gesetzliche Regelung vorliegt, und die Spruchinstanzen der Sozialgerichte sich nur aus *freiem richterlichem Ermessen* an die nun schon fast klassisch gewordene Entscheidung des Reichsversicherungsamts halten, *nicht aber grundsätzlich* an sie gebunden sind. Wenn die bisher geübte Spruchpraxis bis auf ganz vereinzelte Ausnahmen, die noch besprochen werden sollen, diese Grundsätze beibehalten hat, so kann man hieraus mit Genugtuung ersehen, daß die verantwortlichen Stellen bestrebt sind, ihre Entscheidungen an den herrschenden medizinischen Erkenntnissen auszurichten. Dies klingt fast selbstverständlich, ist es aber keineswegs, wie das folgende Beispiel zeigen soll.

b) Die Unfallneurosen im Zivilrecht

Die höchstrichterliche Rechtsprechung des früheren *Reichsgerichts* und auch des *Bundesgerichtshofes* fühlt sich in ihren Entscheidungen keineswegs grundsätzlich an die herrschende medizinische Lehrmeinung gebunden und hat es sich in vielen Fällen vorbehalten, gerade auf dem Gebiet der Unfallneurosen einen eigenen, und zwar sehr umstrittenen Standpunkt einzunehmen. Der Richter hat sich mit Ansprüchen aus Unfällen dann zu befassen, wenn von einem Geschädigten Schadensansprüche aus dem § 823 des Bürgerlichen Gesetzbuches, oder aus den gesetzlichen Grundlagen über Gefährdungshaftung (Reichshaftpflicht-, Luftverkehrs- und Kraftfahrzeuggesetz) gestellt werden. Der § 823 BGB lautet:

„Wer vorsätzlich oder fahrlässig das Leben, den Körper, die Gesundheit, die Freiheit, das Eigentum oder ein sonstiges Recht eines anderen widerrechtlich verletzt, ist dem anderen zum Ersatze des daraus entstandenen Schadens verpflichtet."

Die entsprechenden Bestimmungen der Zivilprozeßordnung schreiben zwar vor, im Verfahren einen Sachverständigen zu hören, die *Entscheidung* nicht nur über die anzuwendenden Rechtsgrundsätze, sondern auch über den Ursachenzusammenhang ist aber vom *freien richterlichen Ermessen* abhängig. Dies entspricht dem unantastbaren rechtsstaatlichen Grundsatz von der Unabhängigkeit der freien richterlichen Meinungsbildung, für die das *Sachverständigengutachten* nur *eine der möglichen*, aber keineswegs verbindlichen *Informationsquellen* darstellt. Hiergegen wäre grundsätzlich nichts einzuwenden, wenn nicht die Praxis gezeigt hätte, daß aus diesem freien richterlichen Ermessen Entscheidungen erwachsen sind, die nicht nur die Ansichten der auf diesem Gebiet maßgeblichen und anerkannten Mediziner desavouiert, sondern auch auf dem Gebiet der Unfallneurosen zu *pseudopsychologischen Konstruktionen* geführt haben, die den tatsächlichen Zusammenhängen und Abläufen im Seelischen nicht gerecht werden. Zwar beruft sich der Jurist darauf, daß der juristische Ursachenbegriff aus anderen Erkenntnisquellen herzuleiten sei, als etwa der medizinisch-naturwissenschaftliche und versucht damit, die Diskrepanz zwischen medizinischer Lehrmeinung und höchstrichterlichen Entscheidungen zu erklären. In Wirklichkeit ist es aber so, daß hieran nicht die angewandten Rechtsgrundsätze, sondern eine *Verkennung medizinischer Gegebenheiten* schuld ist. Besser als umfangreiche Erörterungen möge der Text zweier typischer Entscheidungen des früheren Reichsgerichts zeigen, welche Vorstellungen man sich vom Wesen der Unfallneurose machte.

„Allerdings setzt auch eine Gesundheitsbeschädigung im Sinne des § 223 StGB eine Einwirkung auf den Körper voraus. Eine bloß psychische Einwirkung, durch die lediglich das seelische Wohlbefinden berührt wird, genügt nicht. Wenn aber eine psychische Einwirkung eine innere Lebensfunktion stört, und das körperliche Wohlbefinden beeinträchtigt, wenn insbesondere die die sinnlichen Eindrücke vermittelnden Nerven in einen krankhaften, also nicht nur in einen ganz vorübergehend gereizten Zustand versetzt werden, dann ist die Gesundheit geschädigt. Eine solche Wirkung kann durch einen Schreck eintreten, aber auch durch andere Ursachen.“ (RGStr. Bd. 64 S. 113, 119.)

„Wenn sich bei einem übererregbaren Menschen infolge seines durch den Unfall beeinflußten Nervenzustandes oder seiner dadurch beeinflußten psychischen Struktur Begehrungsvorstellungen entwickeln, und er infolge seines Zustandes sich dessen nicht bewußt wird, daß er die Vorstellungen bekämpfen könne und müsse, oder wenn er nicht die Kraft hat, die sich ihm aufdrängenden Begehrungsvorstellungen zu bekämpfen, dann sind nicht nur das Auftreten der Begehrungsvorstellungen, sondern auch die Folgen ihrer mangelnden Bekämpfung Wirkungen, die bei so gearteten Menschen der Unfall hervorgerufen hat. Voraussetzung ist aber stets, daß nicht nur das labile Nervensystem die Tatsache des Unfalls, nur äußerlich an ihn anknüpfend, anders verarbeitet als ein gesundes, sondern daß (was das Berufungsgericht bei der Klägerin wohl nicht leugnet) der Nervenzustand als solcher durch den Stoß und Schreck beeinflußt, krankhafter gestaltet worden ist und deshalb die Tatsache des Unfalls in anderer, stärkerer Weise verarbeitet. Ist dies bei der Klägerin der Fall, so kann dadurch die Seele wieder stärker beeinflußt worden sein und sich in ständiger Fortentwicklung der immer schwerer gewordene Krankheitszustand herausgebildet haben.“ (RG-Urteil vom 12. 3. 1936.)

Um die Bedeutung dieser Entscheidungen im vollen Umfange zu verstehen, muß man sich vergegenwärtigen, daß sie entgegen der Ansicht der in diesen Verfahren tätigen namhaften medizinischen Sachverständigen gefällt wurden, und daß sich auch in der Folgezeit bis auf den heutigen Tag derartige Gedankengänge trotz stürmischer Kritik nicht nur von seiten der Ärzteschaft in höchstrichterlichen Entscheidungen finden. Bemerkenswert ist, daß der Jurist gerade auf einem der schwierigsten Gebiete der Medizin — nämlich auf dem der Leib-Seele-Beziehungen und dem inneren Aufbau reaktiv-seelischer Störungen — eigene Vorstellungen gebildet hat und diese seit Jahrzehnten fortwirkend die Entscheidungspraxis der Zivilgerichte beeinflussen. SCHELLWORTH hat darauf hingewiesen, daß sich wohl kaum jemals ein Richter im Zivil- oder Strafprozeß von einem ärztlichen Sachverständigen etwa ein Röntgenbild oder ein mikroskopisches Präparat ausgebeten oder gar einen Kläger selbst zu untersuchen versuchte, um sich — wie es ihm das Gesetz vorschreibt — eine „eigene Meinung" für eine „Entscheidung aus freiem richterlichem Ermessen" zu bilden.

Immerhin hat man nicht grundsätzlich Schadensfolgen anerkannt, wenn der ärztliche Gutachter eine Unfallneurose feststellte, sondern man kann aus einer Reihe anderer Entscheidungen herauslesen, daß sich der jeweilige Senat die Ansicht des Mediziners durchaus zu eigen gemacht hat, wie beispielsweise in der folgenden:

„Nach dem Gutachten . . . findet die Entstehung der Begehrungsvorstellungen ihre psychologische Erklärung darin, daß die Klägerin im Anschluß an den Unfall ihre Gedanken für die Zukunft auf die Erlangung einer Entschädigung eingestellt und dieser Gedanken-richtung die anfänglich vorhanden gewesenen, aber bereits wieder lange verschwundenen, Ein-wirkungserscheinungen des Unfalls auf ihren Körper dienstbar gemacht hat. Die Einstellung der Gedankenrichtung ist aber nach dem Gutachten weder auf organische noch psychische Veränderungen, die durch den Unfall hervorgerufen wurden, zurückzuführen. Die Tatsache des Unfalls ist vielmehr nur die äußere Veranlassung gewesen, aus der heraus die Klägerin ihre Gedanken darauf gerichtet hat, in den Genuß einer Entschädigung zu kommen." (Entsch. v. 5. 2. 1931 des RG — Jur.Wo.Schr. 1932 S. 3330).

Es ist allerdings für den Mediziner schwer verständlich und auch nicht aus den angewandten Rechtsgrundsätzen herzuleiten, warum sich das Reichsgericht *bald nach der positiven, bald nach der negativen Seite* hin hat leiten lassen, d. h., warum es in einem Falle einen gewissermaßen materialisierten Zusammenhang zwischen einem „psychischen Schock" und nachfolgenden nervösen Störungen konstruierte, im anderen aber nicht. Es bedarf wohl kaum eines Hinweises, daß das Aufkeimen von „*Begehrungsvorstellungen*" etwa *aus einem „seelischen Schock*" oder einem Schreckerlebnis eine *völlig abwegige Vorstellung* vom tatsächlichen Sachverhalt ist, genau so wie die Annahme des Reichsgerichts, daß nun der Verunfallte ein *unschuldiges Opfer dieser Begehrungsvorstellungen* wird, die seinen Arbeits- und Gesundheitswillen lähmen. Wenn man dann noch in einer anderen Entscheidung liest, daß der Jurist es als ein Kriterium einer entschädigungspflichtigen „Renten-psychose" ansieht, wenn ein von Haus aus labiler Mensch durch einen Schock in einen Zustand versetzt wird, in dem er sich dessen nicht mehr bewußt ist, daß er die Begehrungsvorstellungen bekämpfen könne und müsse, so bedeutet das, abgesehen von allen sachlichen Fehlern einer solchen Betrachtungsweise, eine Überspannung der Beweisfrage; denn wie will der Jurist denn eigentlich fest-stellen, ob sich jemand seiner Begehrungsvorstellungen bewußt ist oder nicht, und ob er sie auch — wie das Gesetz es befiehlt — gebührend bekämpft?

In einem anderen von SCHELLWORTH mitgeteilten Falle hatte das Reichsgericht sogar an-genommen, daß bei einem Kläger durch einen Stoß in den Rücken beim Anfahren eines Zuges Begehrungsvorstellungen aufkamen, die er durch den gleichzeitig erlittenen psychischen Schock nicht bekämpfen konnte, da er ihrer auch — gleichfalls als Auswirkung dieses an-genommenen Schocks — nicht bewußt war.

In trefflicher Form hat SCHELLWORTH an einem konstruierten Beispiel die mög-lichen Auswirkungen einer solchen Entscheidungspraxis parodistisch ad absurdum geführt und nachgewiesen, daß bei derart angewandten Rechtsgrundsätzen und psychologischen Vorstellungen Schadensersatzansprüche aus einem seelischen Schock beim Anhören von Haydns Symphonie mit dem Paukenschlag an den Ver-käufer der Eintrittskarten juristisch begründet wären, da der Kauf der Eintrittskarte conditio sine qua non — und mithin eine nicht wegzudenkende Bedingung in der Geschehenskette — für das Erleiden einer seelischen Erschütterung gewesen sei.

Wir meinen allerdings, daß eine parodistische Polemik zwar schlagartig die Schwächen einer solchen Rechtsprechung erhellen kann, nicht aber geeignet ist, aus den zahlreichen Widersprüchen und Meinungsverschiedenheiten einen gangbaren Ausweg zu finden, der uns um der Sache willen dringend geboten erscheint. Die zitierten offensichtlichen Fehlentscheidungen sind an sich aus dem ernsten und verantwortungsvollen Anliegen der Richter erwachsen, absolute Rechtsgrundsätze höher zu werten, als Lehrmeinungen der Wissenschaft, die — wie gerade die Entwicklung der Medizin und der Naturwissenschaften in den letzten 100 Jahren gezeigt haben — einem steten Wandel unterworfen sind. Noch zur Zeit der Abfassung des Bürgerlichen Gesetzbuches wurden ja die „traumatischen Neurosen" durchaus von der ärztlichen Wissenschaft als kausal-materielle Unfallfolgen angesehen. Wenn also den ärztlichen Kritikern an den Reichsgerichtsentscheidungen von juristischer Seite immer wieder entgegengehalten wurde, daß die bestehenden Rechtsgrundsätze und der juristische Ursachenbegriff zwangsläufig die Anerkennung von Unfallneurosen nach sich ziehen müssen, so wird der Mediziner entweder resignieren oder aber sich überlegen müssen, ob nicht der verständlicherweise von Laienanschauungen befangene Jurist den medizinischen Sachverhalt einfach nicht erfaßt hat, und andererseits der Mediziner bei genauer Kenntnis des juristischen Sachverhalts nicht vielleicht besser imstande wäre, die scheinbaren Widersprüche aufzuklären.

Diese Überlegungen setzen eine kurze *Besprechung des juristischen Ursachenbegriffs* voraus. Ersatzpflichtig ist ein Schädiger dann, wenn er schuldhaft oder fahrlässig z. B. die Gesundheit eines anderen verletzt hat, wobei der Jurist mit dem Begriff der Gesundheitsschädigung eine „Störung innerer Lebensvorgänge" meint (PALANDT). Voraussetzung ist zunächst einmal aber, daß die Folgen eines schuldhaft herbeigeführten Ereignisses zu diesem in einer logischen — kausalen — Beziehung stehen. Um einer uferlosen Ausweitung des Kausalbegriffs vorzubeugen, hat man in der Rechtsprechung den aus der Adäquanztheorie von v. BAR (zit. PALANDT) hergeleiteten Begriff des *adäquanten Kausalzusammenhanges* entwickelt (LARENZ, KIRCHBERGER). Der Jurist hatte nicht die Absicht, hiermit einen neuen und verbindlichen Kausalbegriff zu schaffen und ihn dem naturwissenschaftlichen oder philosophischen Ursachenbegriff gegenüberzustellen. Angesichts der „unendlichen Bedingtheit" jeden Ereignisses bedarf es aber in der praktischen Rechtsprechung der Schaffung einer *Möglichkeit* und klaren Abgrenzung für die *objektiv rechtliche Zurechnung von Ereignisfolgen.* Eine Bedingung ist daher nur dann als *zivilrechtlich bedeutsame* Ursache anzusehen, wenn sie mit einem Erfolg im *adäquaten Zusammenhang* steht. Es genügt an sich, daß der Handelnde nur eine der zum Erfolg führenden Bedingungen verursacht hat, diese muß aber für den Erfolg nicht nur adäquat, sondern auch eine *conditio sine qua non* sein. ABENHEIMER sieht dann den Zusammenhang zwischen einem Unfall und dessen Folge als adäquat an, wenn letztere mit hinreichender Wahrscheinlichkeit eine unentrinnbare Folge desselben darstellt. Dies wäre also auch z. B. dann der Fall, wenn ein Hämophiliekranker durch einen leichten Unfall eine tödliche Blutung erleidet, da dieser Unfall aus der zum Tode führenden Ursachenkette nicht wegzudenken ist. Die Rechtsprechung hat sich nämlich stets auf den Standpunkt gestellt, daß ein adäquater Kausalzusammenhang nicht dadurch ausgeschlossen wird, wenn ein schädigendes Ereignis auf eine „zum Schaden neigende Konstitution" trifft, und erkennt auch in solchen Fällen auf volle Schadenersatzpflicht. Ist die Möglichkeit des Eintritts eines Schadens aber eine so entfernte, daß sie „nach Auffassung des Lebens vernünftigerweise nicht in Betracht kommt und außerhalb aller Wahrscheinlichkeit liegt", so kann von einem adäquaten Kausalzusammenhang keine Rede mehr sein. ABENHEIMER sieht einen Zusammenhang dann als *inadäquat* an, wenn er „vom Standpunkt eines alle den Menschen zu Gebote stehenden Erfahrungen und Kenntnisse beherrschenden Beurteilers nicht in Rechnung gestellt werden braucht" (RGZ 81, 360).

Von diesem Begriff der kausalen Adäquanz ausgehend hat das RG bei der Entscheidung über die Haftung bei Unfallneurosen zwischen einem *inneren* und einem *äußeren Zusammenhang* unterschieden. Ein äußerer Zusammenhang besteht nach der Spruchpraxis des Reichsgerichts dann, wenn der Unfall z. B. nur den äußeren Anlaß gab, sich aus dem Wunsche nach Entschädigung autosuggestiv in hysterisch-neurotische Mechanismen hineinzusteigern, oder wenn z. B. die Versagung rein persönlicher, objektiv nicht gerechtfertigter Wünsche bei hysterischen oder nervenleidenden Personen einen ungünstigen Einfluß auf ihren Zustand ausübt (RGZ Bd. 108, S. 225/6 Nr. 64; RGZ vom 21. 9. 1923, III, 829/22). Ein äußerer Zusammenhang liegt auch bei „durch Rentensucht hervorgerufenen nervösen Leiden", die „aus dem unberechtigten, allmählich gesteigerten Wunsche entstanden sind, wegen des (ohne körperliche Schädigung verlaufenen) Unfalls gleichwohl eine Entschädigung zu erlangen" (RGZ vom 20. 3. 1922 VI, 636/21 — zit. nach ARENDTS). In diesen Fällen ist auch unter Zugrundelegung des juristischen Kausalbegriffs die Kausalkette durchbrochen und der Unfall nicht mehr adäquate Ursache der nachfolgenden neurotischen Erscheinungen, da diese zum Unfall nur in mittelbarer Beziehung stehen und ihre adäquate Bedingtheit auf die Auswirkung nicht gerechtfertigter Wünsche verschoben ist, die nicht im Unfall ihre Ursache finden.

Die von medizinischer Seite häufig scharf angegriffene juristische Adäquanztheorie ist also im Grunde kein Hindernis, die Entscheidung in Schadenersatzprozessen an der medizinischen Lehrmeinung auszurichten. Fragen wir uns nun, wie es überhaupt dazu kommen konnte, daß in einer Reihe von im Grunde gar nicht anders gelagerten Fällen der Jurist einen inneren, mithin also adäquaten Kausalzusammenhang zwischen Unfall und nachfolgender Neurose annahm, so meinen wir, daß hier zum Teil sicherlich Mißverständnisse zwischen Gutachter und Richter verantwortlich zu machen sind und nicht nur, wie SCHELLWORTH es meint, eigenmächtige Kompetenzüberschreitungen des jeweiligen Senates. Zum einen haben sich die Juristen wohl nicht immer von laienhaften Vorstellungen über das Wesen psychoreaktiver Störungen freimachen können, in denen die Bedeutung seelischer Erschütterungen und Schreckerlebnisse für die Entstehung von Krankheiten, insbesondere von Nervenleiden, auch heute noch erheblich überschätzt wird. Zum anderen wird für den Richter die Aufgabe dadurch nicht erleichtert, daß der Mediziner in seinem Gutachten mit den verschiedenen Termini dasselbe meint, wenn er z. B. von „hysterisch", „neurotisch", „psychogen", „Reaktion" usw. spricht (KNOLL). Zu Mißverständnissen mußte vor Gericht auch die Übernahme von im Zivilrecht nicht gültigen Begriffen aus der Unfallgesetzgebung oder der Kriegsopferversorgung führen, wenn der Gutachter z. B. davon sprach, daß der Unfall nicht die wesentliche Ursache der neurotischen Störung sei.

Hieraus ist von juristischer Seite in vielen Fällen geschlossen worden, daß der Unfall immerhin eine Teilursache darstelle, so daß er ihn bei folgerichtiger Anwendung obiger Rechtsgrundsätze anerkennen mußte. Vielfach haben Gutachter versucht, den Schwierigkeiten mit der Behauptung auszuweichen, daß eine Entschädigungsreaktion gar keine Krankheit sei. Ein solches Argument kann aber bei der dargestellten Rechtsgrundlage nicht durchschlagen, denn es kommt ja lediglich darauf an, ob der Unfall einen Schaden im Rechtssinne verursacht hat, der nichts mit dem — überdies sehr unterschiedlich definierten — medizinischen Krankheitsbegriff zu tun hat. Abnorme seelische Reaktionen sind zwar im strengen Sinne keine Krankheiten — wir kommen auf die Besprechung des medizinischen Krankheitsbegriffs später zurück —, abnorm reagierende Persönlichkeiten machen andererseits aber stets einen nicht geringen Prozentsatz der in psychiatrischen Kliniken behandelten Patienten aus, ohne daß der Psychiater ihre Aufnahme mit der Begründung verweigerte, sie seien nicht im eigentlichen Sinne krank. Ist ein Kläger erwerbsunfähig, oder behauptet er dies nur, so kommt es dem Richter im Grunde nicht darauf an, ob er wegen eines organischen Leidens zu Hause bleibt, oder aber, ob er an einer psychogenen Störung leidet, von der der Sachverständige sagt, sie beruhe auf einer abartigen Vorstellung und der Patient sei sich nur nicht dessen bewußt, daß er gesund und arbeitsfähig sei. Ob man derartige Zustände als Krankheiten bezeichnet oder nicht, ist in diesem Zusammenhang von untergeordneter Bedeutung, denn der Richter wird aus einer solchen Deutung zumindest soviel entnehmen müssen, daß der Kläger auf jeden Fall an einem irgendwie gearteten regelwidrigen Zustand leidet, und zwar in zeitlichem Zusammenhang mit einem Unfall. Solange es dem Sachverständigen nicht gelingt nachzuweisen, daß die gebotenen Störungen entweder bewußt vorgetäuscht sind, oder die geklagten Beschwerden gar nicht existieren — und wann ist dies schon möglich —, wird er den Richter nicht davon überzeugen können, daß ein als „neurotisch", „psychogen", „reaktiv" oder sonstwie angesprochener Zustand nicht regelwidrig und somit kein Schaden sei.

In vielen Sachverständigengutachten wird ein Zusammenhang zwischen einem Unfall und einer Neurose lediglich mit der Begründung abgelehnt, daß die Neurose die Auswirkung einer Psychopathie und diese eine anlagebedingte Abnormität sei. Dies ist sicherlich richtig, jedoch in der Rechtsprechung unerheblich, bzw. erst dann bedeutsam, wenn man nachweisen kann, daß diese psychopathische Veranlagung auch ohne Hinzutreten eines Unfalles zur Neurose geführt hätte, und zwar zum selben Zeitpunkt. Der Sachverständige ist dann in einer Klemme, denn er wird kaum imstande sein, verbindlich auszusagen, wie und wann der Kläger auch ohne Unfall abnorm reagiert hätte. Bleibt diese Frage aber offen, so wird der Richter zwangsläufig schließen müssen, daß ohne den Unfall die psychopathische Anlage gewissermaßen schlummernd geblieben wäre (analog zum obigen Fall: Hämophilie und Unfall), und er wird einen adäquaten Zusammenhang konstruieren, weil er sich nun vorstellt, daß der Unfall die psychopathische Anlage erweckt hat. Es wird leider in den meisten Gutachten versäumt, darauf hinzuweisen — und dies gerade ist rechtlich erheblich —, daß ein Unfall, auch wenn er mit einer seelischen Erschütterung verbunden ist, nichts an einer psychopathischen Charakterstruktur zu ändern im Stande ist. Das Auftreten einer Unfallneurose ist somit auch nicht die Auswirkung einer durch die Psychopathie nachhaltigeren seelischen Erschütterung durch Unfallwirkung, sondern der falschen Gedanken oder unberechtigten Wünsche, die bei dem Verletzten nicht deshalb auftauchen, weil sein Nervensystem durch den Unfall erschüttert wurde, sondern weil er eben ein Psychopath ist. Dieses Aufkeimen unberechtigter Wünsche ist aber ausschließlich persönlichkeitsbedingt, unabhängig von Art und Ausmaß der Unfallfolgen und rechtlich inadäquat im Hinblick auf den Unfall.

Wir haben — wie auch schon an anderer Stelle (VENZLAFF) — auseinanderzusetzen versucht, daß es vielleicht zu den zitierten Entscheidungen gar nicht gekommen wäre, wenn der Mediziner vorher gewußt hätte, was der Jurist aus seinem Gutachten herauslesen würde. Gegen die Tatsache, daß auch für die Berücksichtigung seelischer Schadensfolgen Rechtsgrundsätze bestehen, ist an sich nichts einzuwenden, denn der Jurist hat sich ja nicht nur mit Schadensersatzansprüchen aus Unfällen, sondern auch mit den Folgen jeder Verletzung des Rechts eines anderen zu befassen.

Wir erinnern uns an den Fall eines fünfzehnjährigen pubertierenden Mädchens, das das Opfer eines Sittlichkeitsdeliktes geworden war und danach wegen schwerster psychogener Symptome monatelang bei uns klinisch psychotherapeutisch behandelt wurde. Die bei dem Mädchen vorliegende abnorme Erlebnisreaktion stand zweifelsfrei in einem genetisch ableitbaren und somit auch inneren Zusammenhang mit dem Erlebnis und war somit nicht nur vom medizinischen Standpunkt aus, sondern auch im Rechtssinne als adäquate Folge einer schuldhaften Handlung anzusehen.

Es ist also auf der Grundlage der bestehenden rechtlichen Bestimmungen durchaus möglich nachzuweisen, daß bei wunsch- oder vorstellungsbedingten Entschädigungsreaktionen ein Kausalzusammenhang auch im Rechtssinne nicht vorliegt, so daß es unseres Erachtens der zahlreichen Kritiken an den zitierten Reichsgerichtsentscheidungen nicht bedurft hätte, die in der überwiegenden Zahl auf eine in diesem Zusammenhang völlig unnötige Ablehnung des juristischen Ursachenbegriffs hinausliefen und, wie auch KNOLL zeigte, u. E. am Wesentlichen vorbeigingen (JOSSMANN, QUENSEL, SEELERT, DANSAUER u. SCHELLWORTH u. a.).

Unter den zahlreichen Veröffentlichungen ragen die Arbeiten von DANSAUER u. SCHELLWORTH deshalb heraus, weil sich die beiden Autoren — speziell in ihrer gemeinsamen Veröffentlichung — besonders eingehend mit der juristischen Problematik befaßt haben, und sie ihre Ablehnung der Reichsgerichtsentscheidungen auf *erkenntnistheoretische Untersuchungen zur Ursachenfrage* stützen, deren Ergebnisse wegen ihrer Bedeutung einer gesonderten Besprechung bedürfen.

Von DANSAUER stammen in der gemeinsamen Arbeit Untersuchungen zum Ursachenbegriff, die auf die erkenntnistheoretischen Erörterungen und Anschauungen über die psychophysische Identität von v. KERN gestützt werden. Kausalität sei nur im räumlich-materiellen Bereich eine denkbare Verknüpfung, während psychische Vorgänge auf eine ganz andere Weise voneinander abhängig seien, nämlich nach Grund und Folge oder Mittel und Zweck. Zur Erforschung des menschlichen Organismus als Gegenstand der Erkenntnis gäbe es 2 Methoden mit verschiedenen Begriffssystemen, und zwar die räumlich-materielle, die den Gesetzen von Ursache und Wirkung, also der naturwissenschaftlichen Kausalität folge, und die raumlos-immaterielle Welt des Psychischen, in der nur subjektivrationale Begriffe und somit nur die Gesetze von Grund und Folge, Mittel oder Zweck gültig seien. Die Vermischung beider Systeme sei unzulässig und erkenntnistheoretisch fehlerhaft. Das heißt mit anderen Worten, daß DANSAUER in Übereinstimmung mit v. KERN *Kausalität nur für den Bereich des Körperlichen* anerkennt und eine *psychische Kausalität ablehnt.* Psychische Vorgänge seien nicht objektiver, sondern subjektiver Art und verknüpften sich nach psychologischen Wertmaßstäben und Gesichtspunkten. Von rechtsphilosophischer Seite hat KLUG in der von MARTINECK herausgegebenen Sammelarbeit (darin: ARENDTS, CARL, KNOLL, ROSSBACH und KLUG) gleichfalls nachzuweisen versucht, daß Kausalität nur im räumlich-materiellen Bereich anzunehmen, psychische Vorgänge dagegen nicht kausal ableitbar, sondern in ihrer Determination nur von Motivationen bestimmt seien. Eine Neurose habe daher zwar einen Unfall zur Bedingung, dieser sei aber nicht Ursache im erkenntnistheoretischen Sinne, da Nichträumliches in keinem kausalen Abhängigkeitsverhältnis zu Ereignissen in der materiellen Sphäre stehen könne. Eine Neurose sei demnach gewissermaßen ein immaterieller Schaden. Da ein solcher aber rechtlich nur dort berücksichtigt werden könne, wo dies im Gesetz ausdrücklich zugelassen sei (angeblich nur im § 824 — Kreditgefährdung — und § 825 — Unbescholtenheit von Frauen — des BGB), könne ein Schadenersatzanspruch für Unfallneurosen aus dem § 823 BGB jedenfalls nicht hergeleitet werden. Diese Ansicht ist zweifellos nicht richtig, denn es ist im Text des BGB weder ausgeführt, daß immaterielle Schäden nur unter Zugrundelegung der §§ 824 und 825 BGB rechtlich berücksichtigt werden können, noch besagen Text und Kommentare des § 823, daß er sich nur auf materielle Schäden bezieht. Es spricht vielmehr der Text davon, daß schuldhaft herbeigeführte Gesundheitsschäden wiedergutzumachen oder zu entschädigen sind, und was ein Gesundheitsschaden ist, kann nicht Gegenstand erkenntnistheoretischer Erörterungen, sondern nur ärztlicher Feststellungen sein.

Im übrigen haben die dargestellten erkenntnistheoretischen Überlegungen nur dazu beigetragen, die Dinge zu komplizieren und am Wesentlichen vorbeizugehen. Auf keinen Fall haben sie den gewünschten Zweck erreicht, nämlich zu einer Annäherung von Rechtsprechung und medizinischen Anschauungen zu führen, sondern höchstens die Fronten noch versteift, da das gegenseitige Verstehen nun noch schwerer war. In der 1953 erschienenen Neubearbeitung des Buches durch SCHELLWORTH, die inhaltlich nichts Neues bringt, ist die beißende Polemik noch schärfer geworden, und man könnte nach seiner Lektüre den Eindruck gewinnen, als ob unsere Rechtsprechung nur von unverständigen Vorurteilen und blasierter Besserwisserei bestimmt sei. Dabei ist bei allem literarischen und oft ans Journalistische grenzenden Schwung in der Darstellung ein grundsätzlicher Denkfehler nicht zu übersehen, auf den unlängst auch LEFERENZ hingewiesen hat: Die *Ablehnung einer psychischen Kausalität ist rein spekulativ,* und zwar ebenso, wie auch der rein naturwissenschaftliche Kausalbegriff im Bereich des Biologischen nicht erschöpfend ist. Während wir z. B. zwischen Temperaturabfall und dem Gefrieren des Wassers ein reines Ursache-Wirkungsverhältnis vor uns haben, genau so wie etwa zwischen einem Steinwurf und einem Schädelbruch, gibt es im Bereich des Biologischen durchaus Verknüpfungen nach Grund und Folge, Mittel und Zweck, wie DANSAUER und SCHELLWORTH sie nur für psychische Abläufe anerkennen wollen. Die Vorgänge der Entzündung oder Knochenheilung sind nicht nur Wirkungen einer Ursache, sondern sinnvolle und zweckgerichtete Abläufe wie mehr oder minder alle Lebensvorgänge. Die Ablehnung einer psychischen Kausalität würde eine naturwissenschaftliche Erkenntnisfindung auf psychologischem oder psycho-pathologischem Gebiet ausschließen und erscheint uns als eine unbewiesene Konstruktion. Es ist nicht einzusehen, warum nicht auch psychische Vorgänge einer kausal-erklärenden Betrachtungsweise zugänglich sein sollten, die, wie JASPERS sagt, nirgends eine Grenze findet, wie auch das psychische Sein überhaupt nur unter kausal-biologischen Voraussetzungen denkbar ist. Auch GRUHLE erkennt eine intrapsychische Kausalität an: Bewirke ein Vorgang den anderen, so sei ein Kausalitätsverhältnis anzunehmen, ganz gleichgültig, ob einer oder beide Vorgänge psychisch oder physisch seien. Nach BÜRGER-PRINZ schließt Motivation eine Kausalität nicht aus. Motivation fordere vielmehr einen über die Kausalität hinausgehenden Sinnzusammenhang. Im gleichen Sinne äußert sich MÜLLER-SUUR:

„Es fällt demnach also weder die biologische, noch die psychische, noch die (wie immer verstandene) geistige Wirklichkeit aus dem Bereich der im weiteren Sinne kausalen Gesetzlichkeit heraus; und nur dieser weiten Reichweite des „Kausalgesetzes" entspricht die Berechtigung, Biologie, Psychologie und Geisteswissenschaft in „naturwissenschaftlicher" Weise betreiben zu können."

Auch wir meinen, daß es eine Verkennung des Wesens des Lebensgesamtes in seinen psychischen und biologischen Radikalen bedeuten würde, wollte man für körperliche und seelische Vorgänge verschiedene Determinantenreihen fordern und damit eine unüberbrückbare Trennung anstreben bzw. Wesensverschiedenheit beider Bereiche behaupten. Dies hieße, der innigen Verflechtung und Abhängigkeit der einzelnen Seinsschichten (der kategorialen Dependenz im Sinne von HARTMANN) unzulässig Zwang antun. Wir sehen z. B. in der vitalen Mißbefindlichkeit, die körperliche Krankheiten als Stimmungshintergrund begleitet, ein kausal ableitbares, seelisches Korrelat eines körperlichen Prozesses, das weder motiviert oder final determiniert, auch nicht ursprünglich aus Seelischem hervorgeht, noch das Produkt einer psychischen Tätigkeit ist. Umgekehrt geht auch Körperliches aus Seelischem hervor: Wir denken z. B. an die biologischen Zustandsänderungen im Rahmen einer schweren reaktiven Depression mit Beklemmungsgefühlen, Schlafstörungen, Appetitmangel, Gewichtsverlust usw., die im Sinne der naturwissenschaftlichen Ursachenlehre zweifelsfrei als kausal anzusehen sind. Daß dies keine spekulativen Erklärungen für die Entstehung immaterieller Vorgänge sind, zeigen z. B. die experimentellen Zwischenhirnuntersuchungen von HESS, in denen er die engen Beziehungen zwischen dem Affektleben und der vegetativen Steuerung aller Lebensvorgänge experimentell untermauerte und auch die Arbeiten von EWALD über die Rolle des vegetativen Nervensystems in seiner Beziehung zu Gemüts- und Affektzuständen, zum Trieb- und Willensleben, seiner Bedeutung für die Tönung der Vitalgefühle und für den gesamten Biotonus.

II. Spezieller Teil

1. Abgrenzung und Aufgabenstellung

Wenn wir im Vorhergehenden einheitlich den Begriff „Unfallneurose" gebraucht haben, so wollten wir damit noch nicht die Zuordnung psychoreaktiver Störungen im Entschädigungsverfahren zu dem präjudizieren, was man heute in der Medizin unter einer Neurose versteht. Wir kommen auf die Begriffsbestimmung der Neurose später wieder zurück. — Wir durften dies tun, weil jeder Mediziner heute weiß, was man im Grunde genommen unter einer Unfallneurose versteht. Man meint hiermit, wie auch mit den gleichbedeutend angewandten Bezeichnungen „Entschädigungsreaktion", „Sozialneurose" usw. das Auftreten körperlich nicht begründeter funktioneller Störungen bzw. die Behauptung des Probanden, daß solche nach entschädigungspflichtigen Ereignissen vorliegen, und zwar dann, wenn aus diesen Störungen oder Beschwerden materielle Ansprüche an Dritte hergeleitet werden. Hat ein Unfall zwar eine nachweisbare körperliche Schädigung hinterlassen, ohne daß deren objektives Ausmaß aber die behaupteten Störungen im vollen Umfange erklärte, so sprechen wir von psychogener Überlagerung der Unfallfolgen oder dem Hinzutreten einer Unfallneurose. Nach der dargestellten herrschenden medizinischen Anschauung handelt es sich nun bei diesen Unfallneurosen um nicht krankhafte Reaktionen abnormer — psychopathischer — Persönlichkeiten aus der Vorstellung, einen Schaden, bzw. einen größeren Schaden als tatsächlich, erlitten zu haben. Die Unfallneurose wird durch die Entschädigungspflicht des Ereignisses ermöglicht und erhält ihre Determinanten aus dem Wunsch nach Rente und Abfindung. Wer auch nur kurze Zeit in der Unfallbegutachtung tätig ist, wird zu der Überzeugung gelangen, daß diese Anschauung vom Wesen der Unfallneurose grundsätzlich richtig ist. Zweifel kommen nur dadurch auf, daß man diesen Mechanismus der „Wunschreaktion" nicht ohne Zwang grundsätzlich auf alle derartigen Fälle anwenden kann, bzw. dies nur unter psychologisch nicht überzeugenden Hilfskonstruktionen möglich ist.

Wir treffen z. B. immer wieder auf Probanden, bei denen auch die eingehende Analyse der Persönlichkeit und ihres Lebensweges keinen rechten Anhaltspunkt für eine psychopathische Veranlagung hergibt. Das Postulat von REICHARDT, daß das Auftreten einer Unfallneurose in solchen Fällen eben als Kriterium einer Psychopathie anzusehen sei, bedeutet unseres Erachtens doch eine unbefriedigende Ausweitung des Psychopathiebegriffs, bzw. eine Voraussetzung dessen, was erst zu beweisen ist. — Begutachten wir Patienten aus weniger begüterten Bevölkerungsschichten, so ist die Annahme, daß der Wunsch nach Geld die maßgebliche Triebfeder des Verhaltens ist, natürlich naheliegend. Anders liegen die Dinge, wenn wir etwa einen Großindustriellen untersuchen, der das typische Bild einer Unfallneurose bietet, und bei dem die seitens der Versicherung zu erwartende Geldsumme in keinem Verhältnis zu Vermögen und Einkünften steht. Gewiß gibt es auch habgierige Millionäre, aber ein solcher Fall bleibt doch immer verwunderlich und der Gedanke, daß hinter einer derartigen Reaktion wahrscheinlich ganz andere seelische Kräfte stehen, drängt sich einfach auf. — Oft fällt es schwer, daran zu glauben, daß sich ein Verletzter überhaupt ernsthaft vorstellt, geschädigt zu sein, der bei einem Unfall ohne nennenswerte organische Schädigung davongekommen ist: Wenn ein Begutachtungspatient unter bewegten Klagen bei der Untersuchung seinen Arm kraftlos herunterhängen läßt und nicht einmal die Finger zur Faust schließen kann, dann aber am gleichen Tage nach der Entlassung seinen schweren Koffer eben mit diesem Arm zur Bahn trägt, so hat das nichts mehr mit dem zu tun, was man in der Psychiatrie unter einer Reaktion, einer Neurose oder Hysterie versteht. Dies ist nichts weiter als Simulation, also bewußte Vortäuschung, und im Volksmunde nennt man einen solchen Mann einen

Rentenjäger. — Was schließlich die Tatsache des Versichertseins angeht, die nach Ansicht zahlreicher Autoren, u. a. REICHARDT, sozusagen eine conditio sine qua non für das Auftreten von Entschädigungsreaktionen bzw. Unfallneurosen sein soll, so scheint uns auch dies keine unabdingbare Voraussetzung zu sein: Wir haben in den vergangenen Jahren eine Reihe von Kranken mit Neurosen behandelt, die ihre Beschwerden ursächlich auf einen nicht entschädigungspflichtigen Unfall bezogen, und bei denen sich sogar nachweislich die Neurose in enger zeitlicher Bindung an einen Unfall manifestierte, ohne daß für diese Kranken irgendeine Aussicht auf einen *materiellen* Gewinn aus dem Kranksein bestand. Sie unterschieden sich aber von unseren „Versicherungsneurotikern" eigentlich nur dadurch, daß wir über sie kein Gutachten schrieben, sondern eine Krankengeschichte führten. Der in der psychotherapeutischen Behandlung auftretende Widerstand gegenüber der Aufgabe der subjektiven Interpretation war aber tatsächlich ebenso schwer zu überwinden, wie bei Gutachtenpatienten in einem aufklärenden Gespräch über die nichtorganische Natur der geklagten oder gebotenen Störungen. — Wir haben schließlich auch in den letzten Jahren Kranke zu begutachten gehabt, bei denen das seelische Gefüge durch jahrelangen Erlebnisdruck in solchem Maße erschüttert war, daß wir hier die weitestgehend verbreitete Anschauung, daß abnorme Erlebnisreaktion stets nach Aufhören der Belastung nach kürzerem oder längerem Zeitraum abklingen, nicht als unbedingt und für alle Fälle verbindlich anzusehen vermochten.

Der Versuch, bei den Unfallneurosen kollektive seelische Abläufe und Mechanismen zu unterstellen, wird also stets nur für einen mehr oder minder hohen Prozentsatz Verbindlichkeit erlangen können, nicht aber das Problem in seiner ganzen Vielschichtigkeit zu erschöpfen vermögen. — Versuchen wir nun, Ordnungsprinzipien etwa an Hand der sozialen Schichtung unserer Patienten aufzustellen, so kommen wir ebenfalls nicht weit. Wir finden in unserem Material sowohl den Landarbeiter als auch den Großindustriellen, den Handwerker wie den Künstler, den Flüchtling wie den Einheimischen usw. Ebenso unbefriedigend wird das Unterfangen bleiben, bestimmte, evtl. prädisponierende Persönlichkeitsstrukturen herauszufinden: Wir haben Unfallneurosen beim schwachsinnigen Dorftrottel ebenso gesehen wie beim feinsinnigen bildenden Künstler, beim asozialen Kriminellen wie beim pedantischen Staatsbeamten, beim verbohrten Rechthaber wie beim asthenisch Selbstunsicheren, um nur einige Beispiele zu nennen.

Wir schließen hieraus, daß das *Auftreten psychoreaktiver Störungen nach entschädigungspflichtigen Ereignissen weder persönlichkeits- bzw. charaktergebunden, noch etwa ein soziologisches Phänomen sein muß.* Diese Feststellung hat natürlich nichts damit zu tun, daß — wie wir noch sehen werden — bestimmte Persönlichkeitsstrukturen oder psychopathische Persönlichkeiten häufiger als der Durchschnitt in dieser Form reagieren, oder daß die materiellen Aussichten des Entschädigungsverfahrens nicht zumindest sehr oft ein gewichtiges Wort mitsprechen. — Auf allen Gebieten der Medizin begegnen uns regelwidrige Zustände, die bei übereinstimmender subjektiver und objektiver Erscheinungsform völlig verschiedene Ursachen haben, wie z. B. die Atemnot, das Erbrechen oder die Eiweißausscheidung im Urin. Bei einem Patienten, der wegen Erbrechen und Appetitlosigkeit zu uns kommt, begnügen wir uns nicht — um nur ein Beispiel zu nennen — damit, eine Gastritis zu diagnostizieren, nur weil für diesen

Beschwerdenkomplex erfahrungsgemäß prozentual am häufigsten eine Gastritis ursächlich in Frage kommt, denn der Patient könnte ja auch an einem Geschwür oder gar einem Krebs leiden. Es will daher nicht einleuchten, warum man gerade beim Kapitel der Unfallneurosen meist nur bestrebt ist, zu verallgemeinern, und nicht unvoreingenommen zu differenzieren. In der Besprechung der zivilrechtlichen Entscheidungen bei den Unfallneurosen haben wir gezeigt, daß z. B. der Jurist — ohne allerdings selbst eine bessere Lösung zu finden — die Widersprüche einer summarischen Deutung sehr wohl sieht und dies nahezu verhängnisvolle Folgen nach sich gezogen hat. Wir meinen ferner mit HOCHE, daß es dem Arzt nicht ansteht, sich von moralischen Werturteilen leiten zu lassen, in diesem Falle nur deshalb, weil aus rechts- und sozialpolitischen Gründen Unfallneurosen bzw. deren Träger unerwünscht sind. Die Medizin, und zwar gerade die Psychiatrie, hat sich von jeher mit einer ganzen Reihe unerwünschter soziologischer Phänomene zu befassen gehabt, wie etwa der Kriminalität, der Verwahrlosung, der Asozialität, dem Suchtproblem oder dem Alkoholismus. Gerade die unvoreingenommene soziologische, erbbiologische, phänomenologische und psychopathologische Analyse dieser Erscheinungen und deren Ergebnisse haben sich auf sozialpolitischem, psychohygienischem und präventivem Gebiet zum Teil sehr fruchtbar ausgewirkt, ja sogar in einer nicht geringen Zahl von Fällen Ansatzpunkte für ärztliches Helfen gegeben.

2. Versuch einer Einteilung

Jeder Versuch, die Unfallneurosen nach äußeren Gesichtspunkten, also z. B. soziologischen oder charakterologischen, einzuteilen und zu besprechen, läßt — wie gezeigt — stets eine Reihe von Fragen offen. Wir ließen schon die Frage anklingen, ob man überhaupt berechtigt ist, die psychoreaktiven Störungen nach entschädigungspflichtigen Ereignissen aus dem großen Formenkreis der seelisch bedingten Störungen herauszunehmen und ihnen eine Sonderstellung einzuräumen. Wir glauben vielmehr, daß sich die zahlreichen Widersprüche in den dargestellten verschiedenen Deutungen dieser Phänomene zwanglos aufzulösen beginnen, sobald wir den Versuch, das Symptom zur Krankheit zu erheben, aufgeben und statt dessen den inneren Zusammenhängen und somit den tatsächlichen Ursachen, Wurzeln, Motiven und Determinanten nachzuspüren beginnen. Wir werden dann sehen, daß sich sehr verschiedenartige seelische Mechanismen dahinter verbergen können, die in ihrem dynamischen Aufbau, ihrer tatsächlichen Beziehung zu dem angeschuldigten Ereignis, ihrer Vorhersage und somit auch gutachtlichen Beurteilung eine sehr unterschiedliche Wertung angezeigt erscheinen lassen. Wir möchten deshalb den Versuch einer Einteilung in vier große Formenkreise unternehmen, der uns geeignet erscheint, sowohl den verschiedenartigen psychopathologischen, trieb- und erlebnisdynamischen Gegebenheiten gerecht zu werden, als auch der Forderung nach Schaffung fest umrissener Begriffe für die praktische Gutachtertätigkeit.

In der *1. Gruppe* fassen wir jene Reaktionen zusammen, die weder auf einer Persönlichkeitsabnormität im psychiatrischen Sinne erwachsen noch durch psychogene Symptomenbildung im eigentlichen Sinne des Wortes gekennzeichnet sind. Dies heißt nicht, daß wir in dieser Gruppe nicht auch sogenannte „funktionelle" Störungen geboten bekommen. Das Kriterium, ob eine Erscheinung psychogen im engeren Sinne ist oder nicht, sehen wir allein in der zugrundeliegenden Triebdynamik und nicht in der Ausdrucksform. Zu ihnen rechnen natürlich in erster Linie die üblichen Entschädigungsneurosen, aber auch die vom Wunsch nach einer bequemen Position oder sonstigen Lebensvorteilen getragenen Reaktionen. Wir nennen sie die — geradlinigen — *Wunschreaktionen*.

Zur *2. Gruppe* zählen wir diejenigen Erscheinungen, in denen das Verhalten der Personen auf ein entschädigungspflichtiges Ereignis zumindest überwiegend durch eine zugrundeliegende Persönlichkeitsabnormität bestimmt ist und nennen sie die *psychopathischen Reaktionen*.

In die *3. Gruppe* ordnen wir jene Zustandsbilder ein, in denen das entschädigungspflichtige Ereignis in Beziehung zu einer krankmachenden — pathogenen — individuellen Konfliktsituation auf anderer Ebene tritt, wobei der Konflikt vorgegeben sein oder erst nach dem Unfall manifest werden kann. Es sind dies die *Neurosen im eigentlichen Sinne*.

Schließlich wollen wir in der *4. Gruppe* jene Fälle zusammenfassen, in denen unserer Ansicht nach unter bestimmten Voraussetzungen eine entschädigungspflichtige Konstellation dauerhafte seelische Störungen hinterlassen hat, die zu einer ungünstigen — bionegativen — Umformung der Persönlichkeit Anlaß gab und nach Qualität und Quantität krankheitswertig ist. Wir werden im Rahmen der Besprechung zu untersuchen haben, unter welchen Voraussetzungen und Bedingungen sich psychogenes Kranksein anbahnen, entwickeln und für dauernd verhärten kann. Wir sprechen dann von einem *erlebnisbedingten Persönlichkeitswandel*.

1. Gruppe: Die Wunschreaktionen
a) Soziologische Voraussetzungen

In diesem Kapitel wird weniger die Psychiatrie zu Worte kommen, als daß von „Menschlich-Allzumenschlichem" die Rede sein wird. Das Streben nach sozialer Sicherheit ist in der Neuzeit ein bedeutsamer Faktor aller politischen Prinzipien und Parteidogmen, und es schwingt mehr oder minder in den Tendenzen jedweder soziologischer Gruppenbildung mit. Ein gewichtiger Bestandteil der Regierungsarbeit jedes zivilisierten Staates ist dem Ausbau und der Vervollkommnung sozialer Sicherungen gewidmet, und mit dem Erfolg dieser Arbeit steht und fällt nur allzu oft der Bestand von Kabinetten und Parlamenten. Es ist eine logische Folge der in den tiefsten Triebschichten des Menschen verankerten Strebungen nach Geborgenheit, Umsorgtsein und Sicherheit, daß deren Erfüllung einen wesentlichen Beitrag zur Aufrechterhaltung des Glücks- und Lebensgefühls liefert. Es ist daher nicht verwunderlich, wenn diese kollektiven Strebungen den Zielsetzungen von Gruppen (Parteien, Interessengemeinschaften usw.) ihren Stempel aufdrücken und oft überhaupt der Zweck des Zusammenschlusses werden. Wer auf diesem Gebiet am meisten verspricht, hat den größten Zulauf zu erwarten; und die Regierung, die hier am meisten leistet, kann der Billigung ihrer Wähler versichert sein.

Unlängst hat ein Sozialwissenschaftler in einem Rundfunkvortrag behauptet — wir vermochten die Richtigkeit allerdings nicht nachzuprüfen, — daß in einer Familie heutzutage aus 22 verschiedenen Quellen Renten und Ausgleichsgelder empfangen werden könnten! Jeder weiß, daß die Möglichkeiten für eine Staatsführung, Katastrophen, Schicksalsschläge, Unglück und Krankheit zu verhüten, sehr eng begrenzt sind, und man erwartet im allgemeinen in dieser Hinsicht auch nichts, was nicht im Rahmen des Erreichbaren läge. Es ist dahingegen aber zur weitestgehend gültigen Anschauung geworden, daß Geld ein wenn nicht vollkommener, so doch angemessener Ersatz für erlittene Unbill ist, so daß sich die allgemeine Vorstellung vom Wesen eines sozialen Rechtsstaates derart herausgebildet hat, daß man das was man verloren hat, oder zur Wiederherstellung der Gesundheit braucht, umsonst bekommt oder aber für einen unersetzlichen Verlust (Arbeitsfähigkeit, Besitz vor der Vertreibung, Bombenschäden, Kinder, die einen ernähren könnten, Zeitverlust in Kriegsgefangenschaft usw.) eine angemessene finanzielle Abfindung oder Rente erhält. Hierbei wird einer Rente als einer regelmäßigen Zuwendung der Vorzug gegeben, da sie eine — wenn auch meist nur sehr bescheidene — Sicherung für die Zukunft bedeutet. Uns sollen in diesem Zusammenhang nur diejenigen Fälle interessieren, in denen es um geldliche Zuwendungen für gesundheitliche Störungen geht, und zwar insonderheit um solche nach entschädigungspflichtigen Ereignissen. Man muß sich vor Augen halten, daß durch die Zeitverhältnisse die Zahl der Anspruchsberechtigten, Antragsteller und Kläger vor Zivilgerichten in erschreckendem Umfange angestiegen ist: Die Kriegsopferversorgung umfaßt einen Personenkreis von Millionen, der Jahr für Jahr weiteren Zustrom durch heimgekehrte Kriegsgefangene und diejenigen erhielt, die sich oft erst reichlich spät darauf besinnen konnten, eine Kriegsbeschädigung erlitten zu haben. Mit zunehmender Verkehrsdichte ist die Unfallsziffer erschreckend angestiegen und parallel hierzu natürlich die Zahl der zur Regulierung anstehenden Schadenersatzfälle. Die Vollbeschäftigung auf dem Arbeitsmarkt hat auch die Zahl der durch die reichsgesetzlichen Unfallversicherungen erfaßten Betriebsunfälle weiter ansteigen lassen. Die anläßlich der Vertreibung von Millionen aus den besetzten Ostgebieten erlittenen Gesundheitsschäden sind ebenso berentungsfähig wie etwa auch der Fall, daß nach der Vertreibung eine Existenzgründung oder eine Wiederaufnahme der Arbeit aus schicksalsmäßig aufgetretenen Gesundheitsstörungen unmöglich wurden. Neben Haftentschädigung und Kapitalabfindung erhalten die Verfolgten des nationalsozialistischen Regimes dann eine Rente, wenn die politische Verfolgung bleibende gesundheitliche Beeinträchtigungen zurückgelassen hat. Nehmen wir noch hinzu, daß durch die höhere Lebenserwartung naturgemäß die Ruhegeldansprüche aus der Angestellten- und Invalidenversicherung sowie an Pensionskassen zahlenmäßig ständig im Steigen begriffen sind, so ergibt sich die Tatsache, daß diejenigen, die niemals aus irgendeinem Sachverhalt einen Renten-, Entschädigungsoder Abfindungsanspruch herzuleiten haben, in der Gesamtbevölkerung die Minderzahl darstellen.

Es liegt auf der Hand, daß das *besondere Gefüge eines sozialen Rechtsstaates* nicht nur eine Sicherung und Hilfe für Schwache, Kranke und Geschädigte mit sich bringt, sondern auch eine *Versuchungssituation ersten Ranges* darstellt. Je weiter das Netz der Fürsorge gespannt ist, um so mehr Maschen hat es auch, durch die man hineinschlüpfen kann, um mitzuprofitieren; und jedem, dem es gelingt, folgen zwei, die ihm nacheifern. Die politischen Ereignisse der ersten Hälfte unseres Jahrhunderts haben das, was man das „*soziale Gewissen*" nennt, in weiten Kreisen

der Bevölkerung erschüttert, fast möchte man fürchten unwiederbringlich ver-
schüttet. Zwei Kriege haben nicht nur Millionen von Leben vernichtet, sondern
auch die materielle Existenz eines um ein Vielfaches größeren Personenkreises
untergraben oder vernichtet. Durch Bombenkrieg und Vertreibung um Haus und
Heimat gebracht, durch Inflation und Währungsreform der Früchte langjähriger
Arbeit beraubt, demoralisiert durch Wirtschaftskrisen, gefährdet durch politische
Racheakte (Konzentrationslager, Judenverfolgung, Internierung, Entnazifizierung) und unter dem Druck der internationalen Spannungen und der Furcht
stehend, zwischen Ost und West zermahlen zu werden, ist vielen Menschen
unserer Tage das Bewußtsein, in einer ökonomischen bürgerlichen Ordnung zu
leben, genommen worden, und an Stelle dessen eine tiefe Existenzunsicherheit
mit hektischem Streben nach materiellem Gewinn getreten. Das Bewußtsein der
Verantwortlichkeit für das eigene Schicksal ist abgelöst durch die Forderung nach
Sicherung durch die Obrigkeit. Eine noch so geringe regelmäßige geldliche Zuwendung (für die man sich nicht zu mühen braucht, da sie einem „zusteht") hat
mitunter einen weit größeren psychologischen Stellenwert als eine auskömmliche
Existenz, die man auf Grund der bösen Erfahrungen aus 40 Jahren mit zahlreichen
Unsicherheitsfaktoren behaftet sieht. Die Rente ist das *Zauberwort der Zeit ge-
worden* . . . und damit ist aber auch der Rentenbetrug zum Kavaliersdelikt unserer
Tage aufgerückt.

Charakterlich minderwertige Persönlichkeiten, gewissenlose Egoisten und un-
ersättlich Habgierige haben sich von eh und je unter den Bewerbern um eine Rente
gefunden. Die heutige soziale Situation mit den kaum noch zu übersehenden
Möglichkeiten staatlicher oder genossenschaftlicher Zuwendungen ist für derartige Elemente ein Tummelplatz, wie man ihn sich nicht besser wünschen kann,
denn selbst der Dumme übersieht mit einem Blick, daß er auch bei größter Unverfrorenheit oft schwer des Betruges zu überführen ist. Neben dem Finanz-
beamten und dem Untersuchungsrichter gehört wohl der in der Begutachtung
tätige Arzt zu denjenigen Personen, denen in Ausübung ihres Berufes die meisten
Zwecklügen mit der größten Unverfrorenheit aufgetischt werden. Wer will schließlich feststellen und hat als Gutachter überhaupt Zeit, sich diese Mühe zu machen,
ob ein Antragsteller tatsächlich z. B. 1944 bei irgendeinem Rückzugsgefecht vom
Lkw stürzte und 12 Std bewußtlos war? Wer ist schon dazu in der Lage, etwa
einen ehemaligen KZler der Unwahrhaftigkeit zu überführen und zu beweisen,
daß er nicht im Lager vom Aufseher mit einer Eisenstange über den Hinterkopf
geschlagen wurde? Dies um so mehr, als in den meisten Fällen „Zeugen" immer
bereitwillig bei der Hand sind. Ist schon der Versuch, ein Anspruchsrecht wahr-
heitswidrig zu behaupten, heutzutage mit keinem großen Risiko verbunden, so
gilt dies in noch größerem Umfange für die Behauptung von Gesundheitsstörungen
oder subjektiven Beschwerden. Fälle von erwiesenem Rentenbetrug kommen deshalb nur verhältnismäßig selten zur Aburteilung; die meisten Verfahren müssen
schließlich doch wieder wegen Mangels an Beweisen eingestellt werden.

b) Ausdrucksformen und Motive

Ein 32jähriger Rentenbewerber wurde von uns für ein Versorgungsamt wegen einer
„Zitterneurose" begutachtet, die angeblich nach einer „Verschüttung" aufgetreten war. Der
Patient schildert weinend und jammernd unter zeitweise fast unverständlichem Stottern die

beklagenswerten Auswirkungen seiner „Nervenzerrüttung": Sobald er anderen Menschen gegenüberstehe, bekomme er kein Wort heraus, müsse zittern, habe Angstzustände mit Herzbeklemmungen. Er könne sich deshalb nicht unter Menschen wagen, da dann vor Zittern die „Beine ihren Dienst versagten". Schon oft sei er dem Selbstmord nahe gewesen, wenn ihn nicht immer wieder der Gedanke an seine 8jährige Tochter aufrechterhalten hätte, die Tanzunterricht nehme und zum Film gehen wolle. Der körperliche Untersuchungsbefund war von der organischen Seite her regelrecht, dahingegen bot der Begutachtete das typische Bild einer schweren „Zitterneurose" mit Stottern, seelisch bedingten Gleichgewichtsstörungen, schreckhaftem Zusammenzucken usw. Im Versorgungsgutachten wurden seine Ansprüche selbstverständlich abgelehnt. — Knapp 6 Monate später, noch vor Abschluß des Rentenverfahrens, trat derselbe Mann allabendlich in einem hiesigen Unterhaltungscafe auf, um die tänzerischen Vorführungen seines „Wunderkindes" durch einige belanglose Conferencen zu begleiten: ohne erkennbare Hemmungen, ohne Zittern, ohne Stottern, recht gewandt, gefallsüchtig und schlagfertig.

Ein 42jähriger Spätheimkehrer wurde uns aus dem Lager Friedland mit einer Halbseitenlähmung und fast jacksonartig anmutenden, stundenlang anhaltenden Halbseitenkrämpfen eingeliefert, die sich aber, wie auch die angeblich durch Kolbenschläge aufgetretene Lähmung, als nicht organisch begründet erwiesen. Unsere Ermittlungen ergaben, daß der Patient 1947 in der Ostzone wegen eines Verbrechens abgeurteilt und nach Rußland deportiert worden war. Ins Gebiet genommen gab er zu, die Anfälle und Lähmungen im Lazarett einem hirnverletzten Epileptiker „abgesehen" und systematisch geübt zu haben. Er war von Stund an anfallsfrei und Herr seiner Gliedmaßen.

Bei einer 18jährigen Krankenschwester einer chirurgischen Kreiskrankenhausabteilung traten 3 Wochen nach einem angeblich während der Nachtwache erfolgten Sturz auf die linke Kopfseite — den allerdings niemand beobachtet hatte — Halbseitenanfälle rechts auf, die nach mißglückter linksseitiger cerebraler Angiographie und technisch ungenügend durchgeführter Hirnkammerluftfüllung zur Einweisung in unsere Klinik wegen Verdachtes auf subdurales Hämatom links Anlaß geben. Unmittelbar im Anschluß an einen bei der Aufnahmeuntersuchung beobachteten eindeutig „hysterischen" Halbseitenanfall und nach Feststellung regelrechter neurologischer Verhältnisse wurde der Patientin unmißverständlich gesagt, was von den „Anfällen" zu halten sei. In der nachfolgenden Aussprache gab sie schließlich zu, die Anfälle bewußt inszeniert und überhaupt kein Kopftrauma erlitten zu haben, um den Verdacht auf ein Hämatom zu erwecken, wovon sie gerade im Schwesternunterricht gehört hatte. Als Motiv hierfür stellte sich heraus, daß es sich um einen Racheakt gegen die Oberin handelte, durch die sie sich wegen häufiger Einteilung zum Nachtdienst benachteiligt fühlte. Sie hatte auch schon gehofft, so zu einer Unfallrente zu kommen, um eine materielle Grundlage nach dem geplanten Ausscheiden aus dem Schwesternberuf zu haben.

In derart krassen Fällen ist der Nachweis der *Simulation* verhältnismäßig leicht zu führen, und es bedarf zur Erklärung oder Bezeichnung der dargebotenen funktionellen Mechanismen nicht psychiatrischer Begriffe wie „Abgleiten ins Unbewußte", „psychogene Symptomenbildung" usw., die man im allgemeinen nur deshalb in ein Gutachten schreibt, um dem Betreffenden keine Schwierigkeiten zu machen. Unter psychogenen Mechanismen im eigentlichen Sinne (SCHNEIDER möchte mit diesem Ausdruck überhaupt das Wort „hysterisch" ersetzt wissen) verstehen wir vielmehr Funktionsstörungen aus dem Willen entzogenen Impulsen tieferer Persönlichkeitsschichten, die auf Grund einer neurotischen Konfliktspannung aus dem „Es", dem „Unbewußten", der „Tiefenperson" oder wie man es nennen mag, die rationale Steuerung überfluten, und die in der Sphäre des Bewußtseins, des „Ich" im Sinne von FREUD, als Leidenszustand empfunden werden. In reiner Form finden wir derartige psychogene Mechanismen bei den sog. Organneurosen wie etwa der funktionellen Angina pectoris, den Funktionsstörungen der Verdauungsorgane oder manchen Formen von Dysmenorrhoe, um nur einige Möglichkeiten zu nennen. Bei Störungen von Funktionen, die in erster Linie der willkürlichen Betätigung unterworfen sind, ist aber stets Vorsicht geboten. Dies soll nicht heißen, daß es nicht „echte" Fälle psychogener Lähmungen, Kontrakturen, Tics oder Sprachstörungen — z. B. das Stottern — gibt. Aber letzten Endes überschneiden sich auf diesem Sektor die vorgegebenen Möglichkeiten für Simulation und psychogene Symptomenbildung so sehr, daß es uns nicht gerechtfertigt erscheint, für *jede* nicht organisch begründete Funktionsstörung gleich das Wort „psychogen" zur Hand zu haben.

Man muß sich einmal vergegenwärtigen, daß für den, der *krank erscheinen* — d. h. es nicht nur behauptet — möchte, außer der stets eingesetzten Überzeugungskraft seiner Dialektik und Mimik nur recht begrenzte Möglichkeiten bestehen. Es ist ausgeschlossen, eine EKG-Veränderung, eine Eiweißausscheidung im Urin oder eine Lungenkaverne vorzutäuschen. Zur Verfügung steht zu diesem Zweck lediglich der *willkürlich-motorische Apparat* mit seinen Funktionen wie Sprache, Rumpf- und Gliedmaßenbewegungen, Gang, Gleichgewichtsfunktionen usw. Dies wäre die positive Form, die negative ist die gleichfalls sehr beliebte Darstellung von *Störungen der Sinnesfunktionen*. Es sind dies *Grundformen psychischer Ausdruckstätigkeit* (und zwar auch in Bezug auf sensorische Ausfälle, denn das Nicht-Hören des Neurotikers ist ja auch im Letzten der Ausdruck einer bestimmten Persönlichkeitshaltung), die durch die Natur der Dinge vorgegeben sind und gleichermaßen in den Dienst *bewußter* rationaler Steuerung oder *unbewußter* seelischer Kräfte treten können: wie etwa eine Maschine, die von 2 verschiedenen Schaltern her bedient werden kann, stets aber die gleiche Arbeit vollbringt. So kommt es, worauf auch in der einschlägigen Literatur immer wieder hingewiesen wird, daß rein phänomenologisch *Simulation und Psychogenie oft kaum zu unterscheiden* sind, sofern es sich nicht um sehr krasse Fälle handelt.

Das Kriterium des echten psychogenen Mechanismus im obigen Sinne sehen wir jedoch in der Beständigkeit des Symptoms und in der Verursachung eines echten Leidenszustandes, d. h. also einer subjektiv als real erscheinenden Beeinträchtigung. Mit anderen Worten: eine psychisch bedingte Ausdruckstätigkeit, die nur im Untersuchungszimmer oder während der Zeit der Klinikbeobachtung besteht, darf ohne weiteres als primär willensbestimmt angesehen werden. Dies nachzuweisen gelingt mit Hilfe von geschultem Pflegepersonal bei klinischen Beobachtungspatienten öfter als man glauben möchte, und wir haben es erlebt, daß auch intelligente Dauerpatienten in kurzer Zeit ein beachtliches Geschick in der Entlarvung von simulierenden Mitpatienten entwickelten. Wo alle Kunstgriffe versagen, kann manchmal noch ein Krankenpfleger, der einem „Gehbehinderten" oder „Gleichgewichtsgestörten" nach der Entlassung unauffällig zum Bahnhof folgt, sehen, wie der Patient mit dem „gelähmten" Arm einen schweren Koffer trägt und geschickt im Verkehrsgewühl durch die Straße geht. Es ist bei diesen Fällen von untergeordneter Bedeutung, ob sich die psychische Ausdruckstätigkeit auf dem Wege der willkürlichen Reflexverstärkung (KRETSCHMER) im Laufe der Zeit als Automatismus eingeschliffen hat, sofern sie primär willensbestimmt und zu keinem Zeitpunkt grundsätzlich einer willkürlichen Steuerung entzogen ist.

Definieren wir den *Begriff der Simulation* als eine bewußte Vortäuschung von Funktionsstörungen, die — wenn auch gelegentlich automatisiert — stets der bewußten Steuerung der rationalen Schicht unterworfen bleibt, so steht auf der anderen Seite der *psychogene Mechanismus* als gleichfalls seelisch entstandenes

Phänomen, das ungewollt — wenn auch nicht immer unerwünscht — entsteht durch Impulse die, aus einem Mißverhältnis zwischen Erlebnisdruck und Verarbeitungsfähigkeit auf rationaler Ebene, sich aus der Schicht der Strebungen, Triebe und Affekte gewissermaßen vordrängen. Der Simulant will vor der Umwelt — nicht vor sich — krank erscheinen; der Neurotiker empfindet sein psychogenes Symptom als Leidenszustand und ist ihm ausgeliefert. *Simulation ist zweckgerichtet, Neurose sinnhaft.* Es erweist sich nun, daß es innerhalb dieser beiden durch „Schein" und „Sein" gekennzeichneten Pole ein Zwischenreich gibt, das der *hysterischen Mechanismen.* Wie schon erwähnt, möchte K. SCHNEIDER den Begriff des Hysterischen in dem des Psychogenen aufgehen lassen, da er keine Notwendigkeit einer grundsätzlichen Trennung sieht. Wir folgen EWALD, der die hysterische Reaktion von den Neurosen — dem psychogenen Kranksein im eigentlichen Sinne (MÜLLER-SUUR) — scheidet, und ihr unter den abnormen Reaktionen einen eigenen Platz einräumt:

„Unter hysterischer Reaktion versteht man das mehr oder minder willkürliche oder instinkthafte „Sichzurückziehen" in die Krankheit, sei diese nun körperlicher oder psychischer Art, um einem aufregenden Erlebnis, mit dem man nicht fertig wird, zu entgehen oder dem Kampf mit dem Leben auszuweichen. Gleichzeitig findet man im Mitleid der Umwelt einen (mageren) Ersatz für das Entgangene."

Das Wesen des hysterischen Mechanismus ist also das Ineinandergreifen und Sichverflechten bewußter Impulse und instinkthafter, atavistisch-hypobulischer Abläufe, in Gang gesetzt vom Willen und unterhalten vom Affekt. Der Hysteriker will vor sich und der Umwelt krank sein, er will den Schwierigkeiten des Lebens oder einer momentanen Situation ausweichen und gleichzeitig das Mitleid der Umwelt erwecken, vielleicht sich aber auch an ihr für irgendetwas rächen. Er spielt mittels bereitliegender und zweckvoll eingesetzter Abläufe eine Rolle, aber nicht selten gehen sie gewissermaßen mit ihm durch und entgleiten vollends der rationalen Oberschicht, ohne daß dadurch der stets unverkennbare Stempel des Theatralischen, Demonstrativen und der *inneren Unwahrhaftigkeit* verloren geht.

Wir wollen es bei diesen kurzen Erörterungen bewenden lassen, die dazu dienen sollen, die Begriffe, mit denen wir arbeiten, näher zu erläutern und zu definieren. Während wir den hysterischen Mechanismen im nächsten Kapitel unter den psychopathischen Reaktionen wiederbegegnen werden und die psychogen-neurotischen in der 3. Gruppe abhandeln möchten, sehen wir in der 1. Gruppe in dem vorwiegend willensbestimmt-simulatorischen Verhalten das Kennzeichen der Ausdruckstätigkeit bei den Wunschreaktionen; das heißt also in der bewußten und zweckvoll eingesetzten rationalen Sphäre, in der kontrollierten Vortäuschung von Gesundheitsstörungen. Wir vermögen die Ansicht anderer Autoren (z. B. BRUN u. a.) nicht zu teilen, wonach echte Simulation außerordentlich selten in der Rentenbegutachtung anzutreffen sei. Man hat nur im allgemeinen weder Zeit noch Geduld oder Möglichkeiten, die entsprechenden Personen zu überführen, muß sich freilich auf der anderen Seite unbedingt so viel Zeit lassen, daß man nicht vorschnell Simulatorisches annimmt, was der Gegenpol fehlerhaften Verhaltens wäre. Die Fälle, in denen durch besondere Konstellationen eine Überführung gelingt, dürften beispielhaft für viele sein, bei denen wir keinen Anlaß haben, das anzunehmen, was wir einen echten hysterischen oder psychogenen Mechanismus nennen. Es ist leider nachgerade eine Unsitte im 20. Jahrhundert geworden, gemeinschaftswidrig handelnden Personen Schuld und Verantwortung mit vagen Vorstellungen von „unbewußten Mechanismen", „neurotischen Entgleisungen" usw. abzunehmen, und somit durch *unzulässiges Psychologisieren* — das man womöglich noch „tiefenpsychologisch" nennt — die tatsächlichen Zusammenhänge zu verschleiern. Man muß sich als Beispiel einmal vor Augen führen, daß, trotz aller staatlicher und privater Sicherungen gegen Übergriffe auf fremdes Eigentum vom Strafgesetzbuch bis zum Türschloß, in der Strafrechtspflege die Zahl der Eigentumsvergehen jeder Schattierungen weit an der Spitze aller Delikte steht. Es will nicht einleuchten, warum es nun zur Erklärung des bei einigem Geschick praktisch risikolosen Rentenbetruges unbedingt der Unterstellung abnormer psychischer Mechanismen bedarf. Da das Ausbeutungsobjekt praktisch immer der Staat oder eine Versicherung ist, wird in weiten Kreisen hierin auch nichts sonderlich moralisch Verwerfliches gesehen, und gelegentliche anonyme Anzeigen von Nachbarn kommen meist mehr aus Neid, als aus sozialem Verantwortungsgefühl.

Im Grunde nichts anderes — d. h. also Ausdruck einer mehr oder minder bewußten Unwahrhaftigkeit — stellen alle jenen Fälle dar, in denen ohne den Einsatz bestimmter Ausdrucksmechanismen Störungen von Organfunktionen, Schmerzen usw. behauptet werden, sei es um eine Rente zu bekommen, einen bequemen Posten (Pförtner) zu erhalten oder um sich sonst irgendwie das Leben angenehm zu machen. Wir wissen aus der Behandlung nicht entschädigungspflichtiger Unfälle, daß erfreulicherweise zahlreiche Schäden subjektiv und objektiv ausheilen, und wir haben hieran einen brauchbaren Maßstab für die Beurteilung der Folgen entschädigungspflichtiger Unfälle. So fordert SCHELLWORTH in Übereinstimmung mit REICHARDT zu Recht, daß man sich bei jeder Begutachtung die Frage vorlegen solle, ob man derartige Beschwerden auch von Patienten mit gleichartigen, aber nicht entschädigungspflichtigen Unfällen zu hören bekomme. Es gehört jedenfalls zu den größten Seltenheiten in der Begutachtungspraxis, daß Verletzte bei Nachuntersuchungen zugeben, beschwerdefrei zu sein. (In 2 Fällen, in denen wir dies kürzlich erlebten, handelte es sich um Stirnhirnverletzte mit erheblicher verletzungsbedingter Urteilsschwäche!!) Andererseits ist es immer wieder erstaunlich, welche „Wunderheilungen" sich selbst bei manchen hoch berenteten Unfall- oder Kriegsverletzungen einstellen, wenn etwa eine Beamtung auf Lebenszeit, die Einstellung in die Bundeswehr oder der Erwerb eines Führerscheines bessere Einkommensverhältnisse und eine Sicherung der Lebensposition in Aussicht stellen, dies aber nicht ohne ein günstiges Gesundheitszeugnis möglich ist, d. h. also, wenn das Gesundsein zur Abwechslung einmal den höheren psychologischen Stellenwert hat. Fälle, in denen Rentenempfänger ohne andere äußere Gründe wegen Wiederherstellung ihrer Gesundheit auf ihre Rente verzichteten, sind bestimmt extreme Raritäten.

Bei dem mehr oder weniger simulatorischen Verhalten handelt es sich also nicht um abnorme seelische Mechanismen, und es wird uns auch keineswegs nur von abnormen Persönlichkeiten dargeboten. Es ist eben primitives Allzumenschliches. Gewiß ist es oft aber auch die *bittere Not*, die Menschen in solches Verhalten treibt, Rechtlichkeit und soziales Gewissen untergräbt und auf diese Art einen Ausweg aus einem nicht mehr zu bewältigenden Notstande suchen läßt, an den man in besseren Zeiten nicht gedacht hätte. Es sind dies die Schicksale unserer Zeit: Der ältere Angestellte, der keine Arbeit findet und sein Ruhegeld anstrebt, um wenigstens eine magere Existenz fristen zu können. Er hat sicherlich auch einige Organbeschwerden, aber er würde sie in besseren Verhältnissen nicht registrieren. Der ehemalige Hofbesitzer aus dem Osten, der, jetzt als Knecht verdingt, einen leichten Unfall erlitten hat, und dem eine bescheidene Rente neben seinem Arbeitsverdienst vielleicht aus der größten Not helfen würde. Die Kriegerwitwe, die früher einmal bessere Tage gesehen hat, jetzt aber nicht weiß, wie sie das Schulgeld für ihre Kinder aufbringen soll, und die sich nun an eine fragliche Gehirnerschütterung auf der Flucht erinnert.

c) Definition

Unter den Wunschreaktionen verstehen wir also das primär vom Rentenwunsch in Gang gesetzte und von ihm konsequent bestimmte Verhalten auf ein entschädigungspflichtiges Ereignis von geistesgesunden, nicht abnormen Persönlichkeiten, deren Dynamik im wesentlichen normalpsychologischen Abläufen folgt. Zugrunde liegt ihnen ein verschüttetes, verkümmertes oder niemals vorhandenes soziales Gewissen und Verantwortungsgefühl. Sie stehen *zahlenmäßig* gemeinsam mit den im folgenden zu besprechenden psychopathischen Reaktionen *an der Spitze* aller seelischer Antworten auf Unfallereignisse, und sind bis zu einem gewissen Grade eine *Folge soziologischer Konstellationen*, mit anderen Worten: Zeitumstände und Gesetzgebung leisten ihrem Auftreten Vorschub. — Man darf allerdings nicht so einseitig sein, daß man die Rolle des Staates vergäße, die er für die Entstehung dieser heute so weit verbreiteten Haltung spielt: Steuerschraube, Wohnungsämter, Behördenwillkür u. ä. m. tragen ein gerüttelt Maß dazu bei, das Verantwortungsgefühl und das soziale Gewissen des Einzelnen zu untergraben. — Unter den in Frage kommenden Personen finden sich gewiß solche mit unerwünschten oder minderwertigen Charakterzügen, Unreife und unterdurchschnittlicher Intelligenz. Dies ist erklärlich, denn die charakterlichen und intellektuellen Mängel zusammen mit dem bei solchen Individuen gehäuften Versagen im Leben fördern das Auftreten unberechtigter Bereicherungswünsche. Da aber gerade charakterliche Mängel tiefenpsychologische Wurzeln haben, bestehen fließende Übergänge zur 2. Gruppe der im engeren Sinne Hysterischen, so daß in vielen Fällen eine exakte Trennung nicht möglich ist. Juristisch ist nicht selten der Tatbestand des Betruges erfüllt, wenn auch der Nachweis im Einzelfalle oft nicht gelingt, und sei es nur, weil der hierfür erforderliche Aufwand an Mühe in keinem Verhältnis zur Bedeutung des Einzelfalles stehen würde. — Ihre *seelische Dynamik* reicht von der wohlüberlegten, bewußten *Vortäuschung oder Unwahrhaftigkeit* bis zum verständlichen, einfühlbaren, aus Not und Verzweiflung geborenen, *nur unklar bewußten Versuch eines „corriger la fortune"*, wobei das Anliegen nicht selten von durchsichtig unterstrichener psychischer Ausdruckstätigkeit begleitet wird, die sich aber im allgemeinen von den eigentlich abnormen psychischen Mechanismen noch deutlich abhebt. Diese Wunschreaktionen prinzipiell Gesunder verschwinden, wenn ihnen durch Ablehnung der Ansprüche und Erschöpfung der Rechtsmittel der Boden entzogen ist, und bedürfen keiner ärztlichen Hilfe. Die ärztliche Aufgabe liegt vielmehr darin, gewissermaßen die Spreu vom Weizen zu sondern, diese Reaktionen zu erkennen und sie beim rechten Namen zu nennen; denn eigentlich sind es *gar keine „Reaktionen"* auf Erlebnisse, sondern mehr oder weniger *egoistische „Aktionen"* auf Kosten der anderen.

2. Gruppe: Die psychopathischen Reaktionen

a) Der Psychopathiebegriff

Haben wir im ersten Kapitel das Verhalten von Persönlichkeiten mit unerwünschten Charakterzügen oder situationsbedingten Fehleinstellungen besprochen, so soll nunmehr von den abnormen Persönlichkeiten im engeren Sinne die Rede sein. Gerade die Literatur über die sog. Unfallneurosen läßt erkennen, daß vielfach der Fehler gemacht wird, sämtliche sozial unerwünschten Persönlichkeitszüge oder Verhaltensweisen als im weitesten Sinne des Wortes psychopathisch anzusprechen. Eine derartige Betrachtungsweise führt zwangsläufig zu einem soziologisch determinierten Psychopathiebegriff. Es gibt aber eine ganze Reihe unerfreulicher und in Bezug auf die Gemeinschaft störender Verhaltensweisen, die zwar charakterogen, aber beeinflußbar, zu formen und auszugleichen sind, oder die nur unter bestimmten Extremkonstellationen zum Vorschein kommen. Das Rentenverfahren ist ohne Zweifel eine solche charakterenthüllende Situation, wie auch z. B. der Kasernenhof, die Kriegsgefangenschaft (Neumann hat letzterem Problem eine lobenswerte Studie gewidmet), Zeiten der Lebensmittelrationierung und Bedarfsmittelknappheit oder die Wohnraumnot. Wenn wir von abnormen Persönlichkeiten im engeren Sinne — also von Psychopathen — sprechen, so meinen wir mit Schneider solche, die unter ihrer Abnormität leiden, oder unter deren Abnormität die Gesellschaft leidet. Da der zweite Teil dieser Formulierung doch wieder zum Anlegen soziologischer Wertmaßstäbe verführen könnte, hat Schneider ihn dahingehend ergänzt, daß diese Personen infolge ihrer Abnormität mehr oder weniger in jeder Lebenssituation unter allen Verhältnissen zu äußeren oder inneren Konflikten kommen müssen. Wesentlich ist also die *starre Anlagefixiertheit der Abnormität,* die *mit einer offenbaren Konstanz besteht* und quantitativ in solcher Ausprägung vorhanden ist, daß sie ihren Trägern in der Auseinandersetzung mit der Umwelt stets Schwierigkeiten bereiten muß (Ewald). Das ist *ein tragisches Geschick:* Der *Psychopathiebegriff* ist also *wertfrei* (siehe auch Gruhle). Diese Interpretation hat sich auch heute weitestgehend durchgesetzt. Mauz wollte allerdings die biologischen Wertnormen des Erwünschten und Unerwünschten nicht außer acht gelassen wissen, und Lottig forderte sogar für die Psychopathieforschung „eine klar ausgesprochene Wertbeziehung auf den Nutzen oder Schaden für die Volksgemeinschaft". Aber das sind wohl überholte Zeiten. Etwas anderes ist es dann, wenn unter soziologischen Gesichtswinkeln statistisch festgestellt wird, daß sich unter den Gemeinlästigen, Asozialen, Kriminellen, Süchtigen usw. gehäuft oder überwiegend bestimmte Psychopathentypen finden, oder daß andere Typen das Hauptkontingent von Demagogen, Sektierern, Extremisten usw. stellen. Aus dieser Erfahrung leitet sich z. B. die mehr als Bonmot zu betrachtende Psychopathenkennzeichnung von Kretschmer her, nach der wir diese Menschen in ruhigen Zeiten begutachten, aber in Krisenzeiten von ihnen beherrscht werden.

Es ist unbestritten, daß der Prozentsatz von Psychopathen unter den sog. Unfallneurotikern hoch ist. Während nach der Schätzung von J. Lange diese Persönlichkeiten etwa 10% der Durchschnittsbevölkerung ausmachen, fand Flückiger-Müller unter den 130 von ihm untersuchten „Versicherungsneurotikern" 65, d. h. also 50% Psychopathen. Seine Aufgliederung nach einzelnen

Typen zeigt aber schon (ausgerichtet an der Einteilung von DUKOR) ein Dominieren bestimmter und ein Zurücktreten oder gar Fehlen anderer kennzeichnender Eigenschaften. Jede Typologie der psychopathischen Eigenschaften ist ohnehin problematisch, weil sie die ganze Fülle und Variabilität der denkbaren und vorkommenden Abnormitäten nur in ihren Grundzügen umreißen kann: „Wer viele 100 Psychopathen untersucht hat, weiß, daß letzten Endes keine Typologie der bunten Wirklichkeit des Lebens gerecht wird, daß jeder Einzelne seine individuelle Psychopathie hat" (KOLLE). Es erweist sich aber, daß gewisse Grundformen von Eigenschaften, die gewissermaßen das jeweilige Leitsymptom darstellen, herauszuarbeiten sind. Vermischungen und Kombinationen verschiedener Eigenschaften sind häufig, und es gibt ganz bestimmte und häufig wiederkehrende Affinitäten. So sind Hyperthyme nicht selten auch geltungsbedürftig, Haltlose auch gemütsarm, Depressive asthenisch usw. Schließlich darf bei der Persönlichkeitsanalyse auch der jeweilige Intelligenzgrad nicht unberücksichtigt bleiben, denn eine gewisse Intelligenz ist die Vorbedingung zur Entfaltung einer Persönlichkeit (JASPERS).

Wenn wir im Folgenden also verschiedene psychopathische Reaktionsformen auf entschädigungspflichtige Ereignisse untersuchen wollen, so halten wir uns an die Einteilung von K. SCHNEIDER, trennen aber nach EWALD noch einmal die durch Abnormität des Temperaments gekennzeichneten Persönlichkeiten von denen ab, deren Merkmale auf charakterlichem Gebiet liegen.

b) Die psychopathischen Persönlichkeiten in der Rentensituation

Temperamentspsychopathen

Der biotonische Elan der *Hyperthymen*, ihre oft gute körperliche und seelische Leistungsfähigkeit, ihre Retentionsschwäche gegenüber Erlebnissen, ihre oft etwas oberflächliche Beeindruckbarkeit und ihre meist fröhlich-optimistische Grundstimmung sind an sich ein guter biologischer Schutz gegenüber abnormen Reaktionen, Neurotisierung oder zähem Verbeißen in einen Rentenkampf. Unter Unfallneurotikern oder in der Neurosenbehandlung der Praxis bekommt man den Typ des fröhlichen, schwungvollen Sanguinikers daher auch kaum zu sehen. Dies liegt nicht zuletzt daran, daß sie durch ihren gehobenen Biotonus auch körperlich sehr rüstig sind, Krankheiten und Unfallfolgen rasch überwinden, lange Ruhe und Schonung nicht ertragen, sich geschäftig entfalten und regen müssen. Es ist z.B. oft erstaunlich, in wie kurzer Zeit Hyperthyme die Folgen auch massiver Schädeltraumen überwinden und ihre alte Leistungsfähigkeit wiederfinden.

Sehr *lästig* können sie aber werden, wenn die Hyperthymie *mit* anderen *psychopathischen Charakterzügen gepaart* ist: Der *streitsüchtige Krakeeler*, der sich überall in seinen Rechten benachteiligt fühlt, dessen Ansprüche rasch ins Uferlose gehen und der eine ausgesprochene Neigung hat, querulierend seine Konflikte geradezu zu suchen, ist in der Gutachterpraxis ein bekannter und unerfreulicher Typ, da sich hier das hyperthyme Temperament mit geltungsbedürftig-querulatorischen Charakterzügen paart und dadurch Querköpfigkeit, Unwahrhaftigkeit und Aufschneiderei hinzukommen. Es sind dies auch häufig die Anführer von Interessenverbänden, die sich gern in alles einmischen und fremde Angelegenheiten zu ihren eigenen machen. Sie lieben lange Eingaben, ausfallende Beschwerden bis zu üblen

Pamphleten, fallen leicht aus der Rolle, beschimpfen, wenn sie kein Recht bekommen, die Gutachter in ihren Schriftsätzen als „Tierärzte" oder „k.v.-Hengste", lieben die großsprecherischen Gemeinplätze vom „Dank des Vaterlandes", und meinen etwas fordern zu dürfen, weil sie „ihre Knochen hingehalten haben". Als Beobachtungspatienten verderben sie den Ton mit ihrer Großsprecherei, hetzten auch andere Patienten dazu auf, diagnostische Eingriffe zu verweigern und nehmen es bei der Vorgeschichte mit der Wahrheit nicht genau. Zwischendurch läßt man dann noch einfließen, man würde sofort auf die Rente verzichten „und noch gleich an Ort und Stelle einen Tausendmarkschein auf den Tisch legen", wenn man dafür seine Gesundheit wiederbekäme.

Die nicht zu verkennende *Beziehung der Hyperthymen* zu den *zirkulären Erkrankungen* bringt mitunter Versagenszustände mit sich, indem das Pendel einmal nach der anderen Seite ausschlägt: Hier können Unfälle, vornehmlich Hirntraumen, in der Tat einmal eine *auslösende Rolle* spielen. Die vitale Mißbefindlichkeit mischt sich dann mit den unfallabhängigen Beschwerden, die evtl. gleichzeitig gegebene und nicht verschüttete charakterliche Neigung zu Streitsucht und Querulanz kann aber trotzdem das Bild färben, führt auch nicht selten hypochondrische Züge herauf. Auch können *depressive Schwankungen* im energetisch-biotonischen Untergrund erst Anlaß geben, eine Versagenssymptomatologie auf einen vorausgegangenen Unfall zu beziehen.

Wir bekamen einmal die sehr interessante Versorgungsakte eines ausgesprochen hyperthymen Psychopathen in die Hand, den wir in einem Strafverfahren auf seine Zurechnungsfähigkeit zu untersuchen hatten: Der Begutachtete — ein Dr. med. — erlitt als Truppenarzt eine Granatsplitterverletzung des rechten Stirnbeines mit Hirnbeteiligung, kompliziert durch einen nach 3 Wochen operativ angegangenen Frühabszeß. Er war aber schon wenige Monate nach der Verletzung wieder beschwerdefrei. Nach dem Kriege ging er einige Zeit ins Ausland, um der Entnazifizierung auszuweichen, kehrte nach 2 Jahren zurück und baute mit erstaunlicher Energie ein Privatkrankenhaus mit mehreren Fachabteilungen auf. Außerdem gründete er ein „Biologisch-kosmisches Forschungsinstitut", ging außerdem in die Politik, wo er sich zunächst bei extremen Rechtsparteien betätigte, und — nach einem Fraktionswechsel — Landtagsabgeordneter wurde. Neben seiner ärztlichen Tätigkeit machte er die Wirtschaftsführung seines Krankenhauses, hielt Wahlversammlungen ab, veranstaltete Abgeordnetensprechtage, nahm an den Landtagssitzungen teil, ließ sich noch zum 2. Vorsitzenden eines Unternehmerverbandes wählen und gründete schließlich noch eine Pelztierfarm. Zwischendurch ließ er unvermittelt seine sämtlichen Aufgaben im Stich, um wochenlange Segelbootreisen nach Skandinavien zu unternehmen. — 1946 hatte er von einem süddeutschen Versorgungsamt als Hirnverletzter eine Rente zugesprochen bekommen, die er aber wegen seiner häufigen Reisen und Wohnsitzwechsel oft gar nicht abholte und verfallen ließ. 1949 stellte er unerwartet einen Verschlimmerungsantrag, den er mit zahlreichen körperlichen und nervösen Beschwerden und allgemeiner Leistungseinbuße begründete. Er überschüttete monatelang das Versorgungsamt mit zahlreichen querulatorischen Schriftsätzen, beschwerte sich über alles mögliche, drohte, trumpfte ausfallend auf. Wie wir einige Jahre später vom Begutachteten erfuhren, hatte er seinerzeit ein monatelang anhaltendes „Leistungstief", das ihn außerstande setzte, seinen zahlreichen Aufgaben gerecht zu werden, war verstimmt, fürchtete für seine Zukunft und sah plötzlich in einer Rente den letzten Notanker. Nachdem das Versorgungsamt einige Monate später eine Nervenklinik mit der Begutachtung beauftragt hatte, fühlte er sich aber bereits wieder besser; er erschien trotz häufiger Mahnungen nicht zur Untersuchung und ließ schließlich das ganze Verfahren durch seine Säumigkeit wieder einschlafen. Als wir ihn 1954 wegen Widerstandes gegen die Staatsgewalt, Trunkenheit am Steuer, Nötigung und Beamtenbeleidigung zu begutachten hatten, bot er das klassische Bild einer chronisch-manischen Persönlichkeit mit Großsprecherei, Selbstüberschätzung, war von blühender Gesundheit, frisch, leistungsfähig und von nicht einzudämmendem Redefluß. 4 Monate später trafen wir ihn bei der Verhandlung wieder in einem Leistungstief an: Er machte einen schlaffen und müden Eindruck, war kleinlaut und mißgestimmt und hatte Mühe, der Verhandlung zu folgen. — Es bestand kein Zweifel, daß es sich hierbei wieder um eine zirkuläre Schwankung handelte, und der Patient berichtete uns auch in der Verhandlungspause, daß er sich in letzter Zeit wieder körperlich schlecht fühle und nach jahrelanger Beschwerdenfreiheit erneut „mit seiner Hirnverletzung zu tun" habe.

Wie in diesem Falle erledigen sich nicht selten durch die *Unbeständigkeit der Hyperthymen* viele mit großem Schwung, Querulanz und Lärm begonnene oder weitergetriebene Rentenverfahren von selbst, wenn z. B. neue Interessen oder Pläne ablenken, das Leistungstief überwunden oder aber andererseits die Energien vorübergehend verpufft sind.

Die reine Form der warmherzig-schwerblütigen *Depressiven* begegnet einem unter den Unfallneurotikern eigentlich nie. Sie sind oft ethisch hochwertig, bescheiden, zurückhaltend und begehren nicht auf. Sie finden sich meist pessimistisch-resignierend mit dem Geschehen ab. Mitunter erlebt man es sogar, daß sich solche Menschen auch mit ungerechten Beurteilungen abfinden, weil sie von vornherein nicht an den Erfolg eines Einspruchs oder einer Klage glauben, so daß sie hierzu schon von dem evtl. vitaleren Ehepartner sozusagen getrieben werden müssen. Eher trifft man schon jene Depressiven, die mürrisch-verdrießlich, nörglerisch-verstimmt, mißtrauisch-ressentimenterfüllt sind. Sie neigen nicht selten zu hypochondrischen Reaktionen und neurotischer Fixierung, haben nicht den Schwung und die Vitalität, sich über ihre Beschwerden hinwegzusetzen. Sie spinnen sich leicht in ihre Unfallfolgen ein und pochen nun als die ewig Zukurzgekommenen beharrlich auf ihr vermeintliches Recht, wenn sie auch noch mit querulatorischen Charakterzügen behaftet sind. Es sind dies die, aus der Begutachtung gleichfalls gut bekannten, *matten Quengeler*, die ewig Wehleidigen, die zuerst mühsam mit ihren Beschwerden herauskommen, dann aber nicht aufhören können, die beleidigt sind, wenn man etwas genau wissen will und sich nicht mit dem, was sie erzählen, zufriedengibt, und die häufig auch von persönlichem und sozialem Ressentiment erfüllt sind. Ist die zirkuläre Veranlagung stärker ausgeprägt, so lassen sie auch wieder einmal alle Ansprüche fallen, wenn die fröhlich-hypomanische Grundstimmung sich wieder einmal durchgesetzt hat.

Charakterpsychopathen

Die Gruppe der charakterlich Abnormen stellt zweifellos das Hauptkontingent unerquicklicher Persönlichkeiten unter den sog. Unfallneurotikern. Während die Depressiven wegen ihrer mangelhaft ausgebildeten Aktivität im allgemeinen nicht sonderlich hervortreten, und wir die Hyperthymen eigentlich nur dann zu sehen bekommen, wenn ihrer Wesensart abnorme Charakterzüge beigemischt sind, sie andererseits wegen ihrer Unstetheit und Ablenkbarkeit meist nicht lange durchhalten, sind die *charakterlich Abnormen das eigentliche Kreuz des Gutachters, der Versicherungen und der Gerichte.* Unter ihnen treten aber vor allen Dingen die Haltlosen und die Willensschwachen, vornehmlich aber die Geltungssüchtigen hervor.

Die *Haltlosen* entgleisen im Leben immer wieder dadurch, daß sie nicht imstande sind, aus dem Leben etwas zu lernen (EWALD). Durch ihre Unüberlegtheit, ihre mangelnde Durchhaltefähigkeit und ihre Suggestibilität sind sie unfähig zur stetig-ökonomischen Lebensgestaltung. Sie bleiben in Anfängen stecken, beginnen bald dies, bald jenes, wechseln häufig die Arbeitsstellen und werfen aus nichtigen Anlässen alles Begonnene wieder hin. Für ihr Handeln eignen sie sich zwar mitunter einige verstandesmäßige Richtlinien an, entwickeln hieraus aber nie eine wirksame Gesinnung. Besonders wenn eine Beigabe von hyperthymer Aktivität im Spiele ist, werden sie kriminell, vor allem dann, wenn die Verführbarkeit und die Suggestibilität noch durch intellektuelle Minderbegabung pointiert werden. Ihr nur kümmerlich oder gar nicht ausgebildetes soziales Gewissen läßt sie unter entsprechenden Konstellationen zu skrupellosen Ausbeutern sozialer Institutionen werden, vor allem dann, wenn sie wieder einmal aus der Bahn geworfen wurden. Kommen hysterisch-geltungsbedürftige Züge hinzu, so werden es die Persönlichkeiten, die im Rentenkampf alle Register der Unwahrhaftigkeit und Scheinheiligkeit, der Simulation und der zweckvoll eingesetzten hysterischen Mechanismen zu ziehen wissen. Sie lassen sich nach Unfällen oder Krankheiten gerne gehen, da sie nicht genügend Gesundungs- und Durchhaltewillen haben und dann auch die Gelegenheit finden, auf Grund ihres ständigen Versagens vor sich und der Umwelt in Krankheiten zu flüchten. Krisenzeiten sind für Persönlichkeiten auch mit gradmäßig geringer ausgeprägten haltlosen Zügen stets eine gefährliche Klippe, denn sie können sich nicht behaupten, sich nicht zielstrebig durchsetzen und schwierige Situationen meistern. Dann werden die Aktiveren unter ihnen häufig kriminell, die Passiveren zu Ausbeutern von Sozialinstitutionen und Rentenjägern. Unter den von uns begutachteten Rentenbewerbern der Nachkriegszeit, bei denen das Rentenbegehren nicht objektiv medizinisch begründet war, waren erstaunlich viele mehr oder minder Haltlose, die — aus einigermaßen geordneten Verhältnissen herausgerissen — nun den Anschluß nicht mehr finden konnten. Diese den Haltlosen eigentümliche Form des Reagierens erklärt sich aus der ihnen eigenen Charakterstruktur, deren Grundradikale nach dem Charakterogramm von EWALD durch eine starke Triebveranlagung (Tr.), eine hohe Retentionsfähigkeit für Trieberlebnisse (ϱ) und demgegenüber eine nur geringe Retentionsfähigkeit für Gefühlswerte (R) gekennzeichnet sind.

Im Rentenverfahren fallen aber gerade die Haltlosen durch Unüberlegtheit bei sorgfältiger Überprüfung wegen ihrer widersprüchlichen Angaben immer wieder auf, oder aber deshalb, weil sie mit neuen Anträgen, wegen angeblicher Verschlimmerung ihrer Leiden, auf Pflegezulage oder Kapitalabfindung kommen, wenn sie wieder einmal irgendwo gescheitert sind.

Hier die Krankengeschichte eines ausgesprochen haltlosen Psychopathen mit deutlichen hysterisch-pseudologen Zügen:

M. wurde 1904 im Armenhaus eines niedersächsischen Dorfes geboren. Die Ehe der Eltern war durch Trunksucht und Brutalität des Vaters zerrüttet und wurde später geschieden. Ein älterer Bruder wurde mehrfach mit Eigentumsdelikten straffällig. Die vielköpfige Familie M. wurde im ganzen Dorf als arbeitsscheues, schmutziges Gesindel bezeichnet. M. war intellektuell minderbegabt und erreichte nicht das Ziel einer dreiklassigen Dorfschule. Er erlernte keinen Beruf und war später an verschiedenen Stellen als Gelegenheitsarbeiter tätig, faßte nirgends festen Fuß und wechselte häufig Wohnsitz und Arbeitsplatz. Vor 1933 war er einige Zeit Mitglied einer linksradikalen Partei, war mehrfach in Schlägereien verwickelt und mußte wegen Körperverletzung einige Monate ins Gefängnis. Weitere Vorstrafen erhielt er wegen Diebstahls und Bettelns. Monatelang lebte er im Obdachlosenasyl und in Armenhäusern und fristete seinen Lebensunterhalt dadurch, daß er von der Kirche und Wohlfahrtsverbänden Geld schnorrte. Nach 1933 war er einige Jahre unauffällig und behielt seinen Arbeitsplatz in einer Brauerei, wohl weil seine, allerdings 1937 verstorbene, Ehefrau recht tatkräftig war. Nach dem Tode der Frau entgleiste er wieder, verstand es aber, von Zuwendungen und Schmiergeldern der Partei für politische Denunzationen zu leben. Aus der SA wurde er aber bald wieder ausgeschlossen, da er kaum zum Dienst erschien.

Im Kriege erlitt er 1943 als Sanitätssoldat bei einem Sturz aus einem fahrenden Lazarettzuge eine leichte Gehirnerschütterung, drückte sich monatelang in Lazaretten herum und bekam, als wieder der Fronteinsatz drohte, eine „Zitterneurose". Er wurde schließlich in einem Heimatlazarett mit untergeordneten Arbeiten betraut, lernte hier seine 2. Frau kennen, die in der Küche arbeitete und heiratete 1944. Bald darauf betrog ihn aber seine Frau, er meldete sich daraufhin „freiwillig zur Front", kam aber nur bis Dänemark, wo er beim Zusammenbruch in ein britisches Gefangenenlager geriet. Hier entfloh er aber und schlug sich nicht ohne Geschick trotz der schwierigen Zeitverhältnisse bis nach Hannover durch. Schon nach kurzer Zeit stellte er einen Versorgungsantrag und erhielt sogar eine 70%ige KB-Rente zugesprochen, da bei einer versorgungsärztlichen Untersuchung eine Fehldiagnose gestellt, und die hysterischen Zittererscheinungen als Multiple Sklerose angesprochen wurden. Einige Monate später beantragte er auch eine Invalidenrente, die ihm gleichfalls bewilligt wurde, da auch der amtsärztliche Gutachter die Fehldiagnose übernahm.

Er nahm keine Arbeit an, sondern betätigte sich nicht ohne Erfolg auf dem Schwarzen Markt, fuhr zum Hamstern aufs Land und bestellte seinen kleinen Garten. Als es auf dem Schwarzen Markt nach der Währungsreform nichts mehr zu verdienen gab, und die Rentenzahlungen nur eine bescheidene Existenz sicherten, stellte er Anträge wegen Verschlimmerung und auf Pflegezulage, die aber abgelehnt wurden. Er erschwindelte sich daraufhin unter Vorlage falscher eidesstattlicher Erklärungen, zu denen er Freunde verleitet hatte, eine Rente als politisch Verfolgter, und zwar schob er diesmal seine Gesundheitsstörungen auf eine Mißhandlung durch SA-Männer im Konzentrationslager, wo er angeblich — was aber gar nicht zutraf — als Nazigegner 1934 ein Jahr lang interniert war. Er lebte fortan als Drohne im Hause, tyrannisierte die Ehefrau, bis sie sich scheiden ließ, trumpfte vor den Nachbaren als politisch Verfolgter auf und wurde aber bald von den Hausbewohnern als arbeitsscheuer, verlogener Bursche durchschaut.

Als schließlich von der Entschädigungsbehörde ein Strafverfahren wegen Rentenbetruges eingeleitet wurde, in dem wir ihn auf seine Zurechnungsfähigkeit zu untersuchen hatten, wurde er wieder krank: Er bekam schweres „Gliederzittern", erschien zur Begutachtung auf einen Stock gestützt und am Arm seiner nunmehr 3. Ehefrau, angetan mit zahlreichen Requisiten des Schwerbeschädigten: Dunkle Brille, gelbe Armbinde, am Mantel- und Rockaufschlag das Abzeichen eines Interessenverbandes. Er konnte sich auf nichts mehr besinnen, wußte angeblich nicht einmal mehr, daß er überhaupt eine KZ-Rente bekommen hatte. Obwohl ein Einweisungsbeschluß nach § 81 StPO vorlag, versuchte er noch während der Unterbringung ein Strafverfahren gegen die Gutachter wegen Freiheitsberaubung in Gang zu bringen. 3 Monate später erschien er zur Verhandlung mit dem Schreiben eines gutgläubigen Pfarrers, aus dem hervorging, daß er sich im letzten Jahre durch rege Mitarbeit in einem christlichen Männerverein und im Kirchenchor eines einwandfreien Lebenswandels befleißigt hätte. Er konnte aber auch in der gleichen Verhandlung als Schreiber eines anonymen Drohbriefes an einen Hauptbelastungszeugen überführt werden.

Auch die *Willenlosen* haben wegen ihrer mangelnden Durchhaltefähigkeit eine ausgesprochene Disposition zum Auftreten von Entschädigungsreaktionen. Durch ihren Mangel an Antrieb, ihren Hang, sich ohne jede Zielstrebigkeit treiben zu lassen und ihre Unselbständigkeit sind sie sozial nur sehr bedingt brauchbar, langsame und unzuverlässige Arbeiter, denen man keine Verantwortung übertragen kann. Wie alle irgendwie Unzulänglichen neigen sie zu hypochondrischen Reaktionen, nehmen geringfügige Beschwerden zum Anlaß, sich krank zu melden, werden zu Drohnen, die sich in Krankenhäusern oder Sanatorien pflegen lassen und versagen erneut, wenn sich nach Krankheiten oder Unfällen bei Wiederaufnahme der Arbeit leichte Restbeschwerden bemerkbar machen. Als Begutachtungspatienten sind sie die mehr *passiven Typen*, die sich gern bemitleiden oder bedauern lassen, die ihre Störungen und Beschwerden überwerten, denen aber auch theatralische Wehleidigkeit und hysterische Mechanismen nicht fremd sind. Das *passive Dahinvegetieren als Rentner*, gepflegt und bemitleidet von der Umwelt, ist das, was ihre Wesensart vielfach sucht. So haben sie einen guten Vorwand, sich von allen Schwierigkeiten zurückzuziehen und finden im Kranksein eine Art von masochistischem Selbstgenuß und Ersatz für Entgangenes; besonders wenn man das Kranksein noch mit verpflichtenden Attributen wie „Schwerbeschädigter", „Opfer der Arbeit" usw. belegen kann.

Wenn man einmal die Eigenschaften zusammenträgt, die man bei Begutachteten mit Entschädigungsreaktionen jedweder Schattierung als besonders unerfreuliche Beigaben erlebt hat, und aus ihnen gewissermaßen „das Modell des Rentenneurotikers" erstehen läßt, so haben wir eigentlich alle bezeichnenden Merkmale des *geltungssüchtigen, hysterischen Psychopathen* vor uns. Von der körperlichen Seite her sind sie meist asthenisch, leistungsschwach und belastungslabil, in ihren vegetativen Regulationen dysharmonisch, so daß sie alle Voraussetzungen für Versagerzustände im somatischen Bereich mit sich bringen, wie sie auch vermehrt zu funktionellen Organbeschwerden neigen. Zeichen von Reifungsdysharmonien und körperlicher Retardierung im Sinne KRETSCHMERS finden sich bei ihnen gehäuft. Charakterlich sind sie durch Geltungssucht, Verlogenheit bis zur Pseudologie und Scheinheiligkeit auf der einen sowie Intriganz auf der anderen Seite gekennzeichnet (EWALD). Sehr treffend hat sie JASPERS als *Menschen* gekennzeichnet, *die mehr scheinen wollen als sein*. Er schreibt weiter:

„Um sich Bedeutung zu schaffen, spielt man eine Rolle, selbst auf Kosten von Ehre und Gesundheit; wenn man nur wirkt. Anfangs ist es bewußte Lüge, dann wird sie geglaubt. Je mehr das Theatralische sich entwickelt, desto mehr geht diesen Persönlichkeiten jede echte, eigene Gemütsbewegung ab; sie sind unzuverlässig, keiner dauernden Gefühlsbeziehung mehr fähig, nirgends wirklich tief. Nur noch Schauspieler nachgemachter und theatralischer Erlebnisse..."

Die Tatsache, daß derartige Charaktere auch als hysterisch bezeichnet werden, rührt daher, daß sie auf Grund der Verbindung von oft vorhandenen körperlichen Mängeln, Geltungsbedürfnis, Theatralik, Unwahrhaftigkeit und Egoismus mit dem, was man ein *defektes Gesundheitsgewissen* nennt, eine besondere Bereitschaft zu Zweckreaktionen hysterischen Gepräges besitzen: Angefangen von Affektparoxysmen bis zu körperlichen und seelischen Ausnahmezuständen in allen Abstufungen, die von der bewußten Vortäuschung bis zum Hineinsteigern in die von KRETSCHMER beschriebenen Primitivreaktionen reichen; sei es, um Schwierigkeiten auszuweichen, einen materiellen Gewinn zu erzielen, oder sich an anderen für irgendetwas zu rächen. Intellektuell minderbegabte Personen dieses Formenkreises weisen Beziehungen zum sog. *Verhältnisschwachsinn* (HOCHE spricht von solchen Menschen als „Salonidioten") auf, bei dem die Umwelt durch blasiertes Auftreten, leere Phrasendrescherei und geschicktes Jonglieren mit aufgefangenen Gemeinplätzen nicht selten über die dürftigen Verstandesgaben hinweggetäuscht wird.

Auch in der Begutachtungssituation ist es die *innere und äußere Unwahrhaftigkeit*, die das Bild dieser Persönlichkeiten bestimmt. Aus Unfällen oder Kriegsschäden verstehen sie es wie kaum jemand anderes, Kapital zu schlagen. Durch ihre Scheinheiligkeit und geschickte Schauspielerei gewinnen sie immer wieder gutgläubige Ärzte, die ihnen bereitwillig Atteste ausstellen, auf die sie dann im Verfahren pochen. Die Vorstellung, einen Schaden erlitten zu haben, fixiert sich autosuggestiv mehr und mehr, wenn daraus nur Vorteile erwachsen können und sei es nur, um vor anderen interessant zu scheinen, vor Gericht die erschütternde Rolle des gesundheitlich Zerrütteten zu spielen, oder um unangenehmen Anforderungen des Lebens zu entgehen. Das Kranksein wird zum Selbstzweck, man hat endlich „seine Rolle". Hat man im Rentenverfahren keinen Erfolg, so bemüht man sich wenigstens darum, als Opfer böser Gutachter oder gerichtlicher Fehlurteile, als „von der Bürokratie zermahlener Kriegsversehrter" mit Bild und Schlagzeile in Illustrierte oder Boulevardblätter zu kommen. Bei der Untersuchung vermißt man selten Vortäuschung oder Aggravation. Theatralisches Sichgehenlassen, Anfallszustände jeglicher Schattierung, Gliedmaßen- oder Sinnesfunktionsstörungen runden das Bild ab, je nachdem, ob man nun hirnverletzt, gelähmt, herzkrank oder sonst etwas sein möchte.

Die Geltungsbedürftigen sind diejenigen, in deren Akten sich im allgemeinen die meisten Widersprüche finden. Werden sie in verschiedenen Instanzen mehrfach begutachtet, so sind sie nicht selten leicht wegen ihrer immer wieder anderen Angaben zu überführen. Was sie von sich und ihrer Lebensgeschichte erzählen, ist übertrieben und geht zuweilen bis zur Hochstapelei: Bei der Wehrmacht war man beim „Todeskommando", früher war man mit einem Filmregisseur befreundet, am Wohnort ist man die rechte Hand des Gemeindedirektors, wenn man nicht den Unfall oder die Kriegsbeschädigung gehabt hätte, dann wäre man noch etwas ganz anderes als jetzt. Betrug, Selbsttäuschung und Lüge wohnen hier eng beieinander. Es sind dies die Beobachtungspatienten, die ihren Herzanfall oder „epileptischen" Anfall gerade bei der Untersuchung oder der Visite bekommen oder zumindest ein Attest darüber mitbringen, daß der Hausarzt am Vorabend einen beobachtet hatte. Sie lieben es, ihr Leiden mittels Requisiten zur Schau zu stellen: Schienenhülsenapparat, Lederkappe über der angeblichen Schädelbruchstelle, dunkle Brille, Stock, gelbe Armbinde, Abzeichen von Interessenverbänden am Mantel, Rock und Pullover und den Schwerbeschädigtenausweis immer bei der Hand.

Die Geltungsbedürftigen stellen ein erhebliches Kontingent von Betrügern, die unter Umständen überhaupt keinen Unfall oder keine Kriegsverletzung erlitten haben. Wir haben bei einer ganzen Reihe dieser Psychopathen, die geradezu lehrbuchmäßige Charakterzüge aufwiesen, im Rahmen von Nachbegutachtungen — sie waren zum Teil auf Grund von Fehldiagnosen seit Jahren hoch berentet — durch intensive Nachforschungen und Beiziehung von Wehrmachtskrankenblättern feststellen können, daß sie überhaupt keine Verletzung erlitten hatten, und selbst ihre Angaben über Berufsausbildung, Truppenzugehörigkeit, Beförderungen und Auszeichnungen nicht stimmten.

Einer unserer Patienten — angeblich Justizbeamter z. Wv. (wie sich später herausstellte, war er nach 2jähriger Handwerkslehre wegen Unfähigkeit gekündigt worden und hatte sich in verschiedenen untergeordneten Berufen erfolglos versucht) — behauptete, daß er Hilfsrichter bei einem Feldgericht gewesen sei und sich dann aus Vaterlandsliebe zu den Fallschirmjägern gemeldet habe. Angeblich erlitt er dann beim „Todeskommando" über Eben Emael 1940 einen Lungensteckschuß und war monatelang in Lebensgefahr (Lt. Wehrmachtskrankenblatt hatte er bei einer Nachschubeinheit einen Thoraxstreifschuß durch Bombensplitter bekommen, mit dem er nach einer Woche wieder dienstfähig zur Truppe kam). Später wechselte er angeblich zur Panzertruppe über, war „in Rußland an allen Brennpunkten" und habe sich 1943 eine Hirnverletzung zugezogen. Nachdem er wochenlang bewußtlos in einem Feldlazarett lag und noch Anfälle hinzutraten, wurde ihm in einer Universitätsklinik wegen seiner schweren Verletzungsfolgen anheimgestellt, sich von der Wehrmacht entlassen zu lassen. Er sei aber „auf eigene Verantwortung" wieder an die Front gegangen, mit dem Flugzeug nach Stalingrad eingeflogen und dort in Gefangenschaft geraten. (In Wirklichkeit war er mehrere Monate lang im Kriege wegen schwerer abnormer Reaktionen in einer psychiatrischen Lazarettabteilung behandelt worden, später wegen seiner völligen Unbrauchbarkeit nur bei einer Baukompanie eingesetzt und auch erst 1945 in Gefangenschaft gekommen.)

Er erhielt auf Grund seiner Angaben von einem gutgläubigen Gutachter eine 70%ige KB-Rente wegen Hirnverletzung und traumatischer Epilepsie zugesprochen und kam wegen eines Verschlimmerungsantrages, und weil er eine Pflegezulage anstrebte, zu uns zur Begutachtung. Im Laufe einer 10tägigen Beobachtung wurde er von verschiedenen Ärzten 3mal zur Vorgeschichte befragt und machte jedesmal völlig andere Angaben, die wiederum aber auch nicht mit seinen Darstellungen bei den früheren 4 Rentenbegutachtungen verschiedener Fachärzte übereinstimmten. Er produzierte mehrfach während dieser Beobachtungszeit hysterische Ausnahmezustände, in denen er wild gestikulierend rief: „Die Russen kommen, Feldspaten her, gebt doch die MP... usw." Im Anschluß daran anfallartige Paroxysmen mit wildem Umsichschlagen, Aufbäumen und Brüllen von ausgesprochen theatralischem Gepräge. Bei der Untersuchung bot er verschiedenartige simulatorische Effekte, die aber von Tag zu Tag in ihrer Erscheinungsform wechselten. Im übrigen zeigte er eine ausgesprochen anmaßend-blasierte Haltung, schmückte seine Reden mit zahlreichen Fremdwörtern, hielt im Krankenzimmer lange Vorträge über Wirtschaft, Politik und Philosophie, die aber über einen scheintiefen Phrasendrusch nicht hinauskamen. Bei näherer Prüfung seiner Intelligenz zeigte es sich, daß er nur überaus dürftig begabt war. — Nachdem seine Rentenansprüche auf Grund unseres Gutachtens abgelehnt worden waren, beschwerte er sich beim Versorgungsamt darüber, daß er angeblich nach Ankunft auf der Krankenstation von einer Ärztin allein ins Untersuchungszimmer gerufen, sich völlig entkleiden mußte und dann unzweideutig über sein Geschlechtsleben ausgefragt worden sei.

Das Fehlen eines sozialen Gewissens, von Anpassungsfähigkeit und Bescheidenheit fördert auch bei den *Gemütsarmen* unter entsprechenden Voraussetzungen das Auftreten von Entschädigungsreaktionen. Durch ihren Egoismus, ihre Gewissenlosigkeit, ihre Kälte und ihre moralische Indifferenz neigen sie ohnehin zur Kriminalität. Ihre Handlungsdeterminanten sind im wesentlichen einlinig-triebhaft, bestimmt von Eigensucht, Rücksichtslosigkeit und von keinen sittlichen Wertvorstellungen getragen. Sie sind die skrupellosen Ausbeuter von Sozialinstitutionen, Arbeitsscheue und Drückeberger, die ohne Bedenken aus Unfällen oder Kriegsschäden Kapital schlagen, und deren Verhalten oft reiner Betrug ist, denn für neurotische Störungsbilder im engeren Sinn sind sie wegen des Fehlens der feineren Akzente des Gemüts zu undifferenziert.

Die *Stimmungslabilen* spielen unter den Unfallneurotikern eine geringe Rolle. Das will nicht heißen, daß man unter ihnen nicht auch stimmungslabile Persönlichkeiten zu sehen bekommt, aber dann sind die treibenden Kräfte wohl doch mehr aus der Beimengung anderer Charakterzüge erwachsen, oder es handelt sich um einfache, menschlich verständliche Reaktionen im Sinne der ersten Gruppe, die nicht unmittelbar mit der psychopathischen Grundverfassung im Zusammenhang stehen. Die Impulsivität dieser Persönlichkeiten, das freisteigende Auftreten der Verstimmungen und deren rasches Abklingen stehen einer Entwicklung mehr oder minder konsequenter Zweckreaktionen entgegen. Bei den soziologisch unerwünschten Typen dieser Gattung sind es vor allem die Unstetheit und die daraus mitunter erwachsende Neigung zu periodischem Wandern, Davonlaufen oder zum Trinken, die einem zweckhaften Verfolgen eines Entschädigungszieles im Wege stehen und sich soziologisch auf ganz anderer Ebene auswirken. Nach EWALD überwiegt bei den Stimmungslabilen auch das weibliche Geschlecht, das ja in der Begutachtung nur einen geringen Hundertsatz der Probanden abgibt. Die Kenntnis einer solchen Persönlichkeitsverfassung ist aber aus differentialdiagnostischen Gründen wichtig, um derartige psychopathische Züge z. B. gegenüber der Affektlabilität eines Hirnverletzten oder körperlich unterlegten Hintergrundsreaktion, d. h. also gegenüber körperlich begründeten seelischen Schädigungsfolgen abzugrenzen.

Das Gleiche gilt sinngemäß für die *Explosiblen.* Trotz aller Schwierigkeiten, in die sie durch ihre Unbeherrschtheit und Neigung zu oft nicht ausreichend motivierten Affektausbrüchen immer wieder mit der Umwelt kommen, finden sich nicht selten unter ihnen charakterlich sonst durchaus wertvolle Persönlichkeiten, unter deren Abnormität nicht nur die Umwelt, sondern auch sie selber leiden. Ihre Wesensart prädestiniert daher — ebenso wie bei den Stimmungslabilen — nicht eigentlich zum Auftreten von Zweckreaktionen. Paart sich Explosibilität aber mit anderen unerwünschten Charakterzügen, so kann sie allerdings das Verhalten in der Rentensituation färben: Die Neigung zu Affektausbrüchen kann sich leicht in zweckgerichtete hysterische Mechanismen übersetzen, der Rentenkampf artet durch ihre Unbeherrschtheit zu einer Machtprobe aus, wenn eine gleichzeitig egoistische, verdrossene und engstirnige Persönlichkeit die Geduldsprobe eines Rentenverfahrens nicht durchzuhalten vermag. Auf Schwierigkeiten, die erwachsen oder schon dann, wenn die Dinge nicht so laufen, wie man es sich wünscht, wird mit pöbelhaften Angriffen, beleidigenden Briefen oder Ausfällen gegen die Gutachter reagiert.

Ohne Bedeutung in diesem Zusammenhang sind nach unserer Erfahrung die *Phantasten,* jene weltfremden, oft etwas verschrobenen Idealisten; Träumer, die in einer eigenen subjektiven Welt leben. Bei diesen einsamen Menschen von schwärmerischem Gefühlsüberschwang läßt die geringe Bezogenheit auf die Realitäten des Lebens im allgemeinen keine psychischen Energien für derartige Reaktionen frei, es sei denn es mischen sich, wie auch bei den vorher besprochenen Persönlichkeiten, andersartige Charakterzüge in das Persönlichkeitsbild.

Ganz andere Voraussetzungen finden sich bei den *asthenischen Psychopathen,* die uns oft in der Begutachtung begegnen, und die gleichfalls auf Grund ihrer Wesensart zur Entwicklung psycho-reaktiver Störungsbilder neigen. Im Gegensatz zu den im Anfang besprochenen reinen oder überwiegend wunschbedingten Verhaltensweisen ist es bei den Asthenischen häufiger *primäres Versagen,* das die Entwicklung einer Unfallneurose begünstigt. K. SCHNEIDER kennzeichnet sie als die Menschen, die aus charakterlichen Gründen körperlich versagen und die sich seelisch unzulänglich fühlen. Es sind die, welche sich selbst ängstlich beobachten und die ihre ständige Kontrolle und Hypochondrie sogar so weit treiben, daß ihr oft gar nicht so sehr labiler Körper in „Unordnung" gebracht werden kann. Oft ist aber das Versagen nicht nur ein charakterliches, vielfach ist eine solche Wesensstruktur auch mit einer mehr oder minder ausgeprägten konstitutionellen Nervosität, d. h. also einer *somatischen Asthenie,* vergesellschaftet, aus deren Wechselwirkung zahlreiche, einmal mehr nach der körperlichen, zum anderen nach der seelischen Seite hin determinierte asthenische Syndrome resultieren. Diese imponieren in der klinischen Praxis als vegetativ-dystone Störungen, nervöse Erschöpfungszustände, seelische Versagerreaktionen usw. Die Patienten kommen zu uns z. B. wegen Merk- und Konzentrationsschwäche, Kopfschmerzen, Schlafstörungen, rascher Erschöpfbarkeit, allgemeiner Leistungsschwäche. Den

Internisten suchen sie z. B. wegen Herzklopfen, Beklemmungsgefühlen, funktioneller Magen-Darm- oder Blasenstörungen auf, der Gynäkologe untersucht sie z. B. wegen Menstruationsbeschwerden usw. Konstitionsbiologisch findet sich hier gehäuft der leptosom-asthenische Körperbautyp im Sinne KRETSCHMERS, aber auch andere Körperbautypen können vom Somatischen oder Psychischen her mit asthenischen Zügen behaftet sein. Ihre vegetativen und endokrinen Funktionen sind häufig labil, bei starker somatischer Akzentuierung der Asthenie ist auch die körperliche Widerstandskraft gering: Sie leiden häufiger als andere an den verschiedensten organischen Erkrankungen, schleppen sich lange mit allen möglichen Leiden herum, von denen sie sich auf Grund ihrer körperlichen und seelischen Veranlagung schlecht erholen.

Wegen dieser Voraussetzungen sind die *Asthenischen meist nur bedingt lebenstüchtig.* Sie versagen, wenn man an sie Anforderungen stellt, oder wenn das Schicksal mit ihnen spielt; nicht selten aber auch ohne äußeren Anlaß. Die Hochwertigen, Gewissenhaften und Intelligenten unter ihnen stehen so in einem ständigen Konflikt zwischen Wollen und Können. Die geistig Schwachen sind bei ihrer vitalen Kärglichkeit oft neid- und ressentimenterfüllt. Paart sich die Asthenie noch mit Willensschwäche, so resultiert der Typ der ständigen Nutznießer von Wohlfahrts- und Hilfseinrichtungen, für die sie eine dauernde Belastung darstellen, denn sie sind nirgends zu brauchen, weil sie auf jedem Arbeitsplatz versagen, sich immer wieder krank melden und auch stets irgendein Leiden haben. Mehr als die im eigentlichen Sinne Willensschwachen oder Haltlosen sind es aber die Menschen, die bei wohlmeinenden Fürsorgestellen immer wieder Mitleid und Unterstützung finden.

Alle diese Eigenschaften prädisponieren die Asthenischen dazu, nach Unfällen, Schicksalsschlägen, Krankheiten usw. zu versagen. In ängstlicher Selbstbeobachtung werden die Beschwerden registriert. Die Wiederaufnahme der Arbeit wird dadurch verhindert, daß ihnen der Abstand gegenüber bedeutungslosen Störungen oder Beschwerden fehlt; und auch wenn z. B. bei einem Unfall keine nennenswerte Schädigung erfolgt ist, fördert die eifrige Selbstbeobachtung doch noch manches zu Tage. Es sind dies die Menschen, die grundsätzlich fürchten, „daß etwas zurückbleibt", die sich sofort an alles erinnern, was man im Bekanntenkreise über böse Folgen von Unfällen gehört hat und nun dasselbe so lange bei sich suchen, bis sie auch entsprechende Symptome finden. Wenn man für den Hysteriker das mangelnde Gesundheitsgewissen und somit das Krankseinwollen als kennzeichnend ansieht, so haben wir hier *die Menschen vor uns, die nicht gesund sein können.* Es kommt hinzu, daß sie — wie die meisten anderen Menschen — natürlich der naiven Schlußfolgerung unterliegen, daß post hoc auch ergo propter hoc ist, und so beziehen sie alles, was sich nach einem Unfall oder einer Kriegsverletzung auch noch nach Jahren an Beschwerden irgendwelcher Art einstellt, auf solche Ereignisse. Mit ihren zahllosen Leiden wechseln sie häufig den Arzt, denn es ist wirklich schwer, ihnen zu helfen, und erfahrungsgemäß werden dadurch auch immer wieder neue Diagnosen gestellt, so daß man wieder etwas hat, woraus man nachträglich Ansprüche an eine Versicherung glaubt herleiten zu können. Es muß aber betont werden, daß es sich hier um Menschen handelt, die von der Ernsthaftigkeit ihrer vielfach gar nicht vorhandenen oder bedeutungslosen Leiden meist echt überzeugt sind. — Und nicht zuletzt hat ein Unfall oder eine Kriegsbeschädigung ja auch einen beachtlichen, wenn auch vielfach uneingestandenen oder unbewußten psychologischen Stellenwert in Form einer *Entschuldigung des Versagens vor anderen*, so daß die Versuchung zur Flucht in die Krankheit nach entschädigungspflichtigen Ereignissen auch bei diesen Menschen groß ist. Der Wunsch und das Bestreben nach Selbstwerterhöhung und Selbsttäuschung fließen oft zusammen, und jene Menschen, deren Kennzeichen das ständige Versagen ist, sind allmählich selbst fest davon überzeugt, daß sie vor dem Unfall oder der politischen Inhaftierung kerngesund, fröhlich und leistungsfähig waren und erst durch das entschädigungspflichtige Ereignis krank und den anderen zur Last wurden.

Eine 48jährige Ehefrau wurde von uns im Haftentschädigungsverfahren begutachtet, weil sie Rentenansprüche wegen der Folgen einer 3maligen, jeweils 3—6 Monate dauernden Inhaftierung in den Jahren 1933—1935 gestellt hatte. Ihr Mann war kommunistischer Funktionär, sie selbst hatte sich in den Betrieben, in denen sie arbeitete, propagandistisch betätigt. Während der Haft mußte sie wegen einer Cystitis im Gefängnislazarett behandelt werden. Kurz nach der Haftentlassung Blinddarmoperation, anschließend Gelbsucht. In den folgenden Jahren lebte sie in ärmlichen Verhältnissen, da ihr Mann keine Anstellung fand. Aus den Jahren 1935 bis 1945 lagen bei den Akten zahlreiche ärztliche Atteste über Behandlungen und Krankschreibungen wegen Senkungsbeschwerden, Blutarmut, Myocardschaden, Blasentenesmen, Bauchdeckenschwäche, statischer Rückenschmerzen usw. vor. Von der Dienstverpflichtung im Kriege wurde sie wegen „allgemeiner Nervenschwäche und körperlicher Asthenie" zurückgestellt. Während des Krieges Mittelohrentzündung mit Warzenfortsatzaufmeißelung. 1946 Tonsillektomie, 1947—1955 häufig monatelang in ärztlicher Behandlung wegen rezidivierender Kieferhöhlenentzündungen. Die Patientin selbst gab an, seit der Haft häufig unter Kopfschmerzen, Schwindel, Gedächtnisschwäche, Rückenschmerzen, Dysmenorrhoen und unregelmäßigen Blutungen gelitten zu haben. — Der Ehemann übernahm nach dem Kriege die Leitung der Druckerei einer kommunistischen Zeitung, die Begutachtete verblieb aber in einer niedersächsischen Kleinstadt, da sie sich angeblich nicht in die Großstadt wagte: Versuche, zum Ehemann zu ziehen, scheiterten jedesmal daran, daß sie angeblich vom Straßenlärm Kopfschmerzen und Angstzustände bekam, sich beengt fühlte, sich nicht auf die Straße wagte und den Haushalt nicht mehr versehen konnte. Sie konnte „keinen Mut mehr aufbringen, nach allem was sie durchgemacht hatte". In der Kleinstadt lebte sie bei der Mutter, die ihr auch die Haushaltsarbeit abnahm, verbrachte ihre Zeit damit, sich etwas in einer Vereinigung politisch Verfolgter zu betätigen, in der sie als durch die Verfolgung besonders schwer getroffene Märtyrerin eine große Rolle spielte. Sie zog von Arzt zu Arzt, verbrauchte seit Jahren eine Unzahl von Heilmitteln, fuhr Jahr für Jahr aus öffentlichen Mitteln zu irgendeiner Kur, die aber nur für bestenfalls 2—3 Monate zu einer Linderung ihrer Beschwerden führte. — Bei der Begutachtung wartete sie mit einem großen Register sorgfältig geschilderter und affektvoll vorgetragener Beschwerden auf, unter denen eigentlich kein Organ fehlte, die aber in einem absoluten Mißverhältnis zu den nur vereinzelten und spärlichen Organbefunden (leichte chronische Cystitis, spastische Parametritis, Flachrücken mit einzelnen Muskelhärten, geringer Bluthochdruck) standen. Sie war überaus ängstlich und besorgt, erkundigte sich bei jeder Schilderung eines Krankheitssymptoms danach, „was daraus noch werden könne" und beklagte sich immer wieder mit bewegten Worten darüber, daß sie durch ihre zerrüttete Gesundheit nicht mehr in der Lage sei, an der Seite ihres Mannes im aktiven politischen Kampf zu stehen. Es war leicht zu übersehen, daß aus einem Mißverhältnis zwischen Wollen und Können eine Ausweichreaktion entstanden war, denn die Begutachtete war offenbar der Rolle einer idealistischen politischen Kämpferin nicht gewachsen, die ihr Mann ihr zu Beginn der Ehe aufzudrängen versucht hatte, denn schon die erste Begegnung mit den Härten des politischen Kampfes hatte sie aus der Bahn geworfen.

Ein hervorstechender Wesenszug der asthenischen Psychopathen ist also neben dem Versagen die *Selbstunsicherheit*. Aus diesem Grunde zieht EWALD auch, im Gegensatz zu K. SCHNEIDER, keine scharfe Trennungslinie zwischen ihnen und den *Sensitiven*, da deren Abnormität aus den gleichen Wurzeln erwächst. Hatten wir im Vorhergehenden die ihrer körperlichen Integrität gegenüber Unsicheren besprochen und aus praktischen Gründen wegen mancher biologischer und soziologischer Gemeinsamkeiten die seelisch zum Teil recht verschieden strukturierten konstitutionell Nervösen mit hineingenommen, so soll jetzt von den *Sensitiven im engeren Sinne* die Rede sein. Es sind dies intellektuell oft gut begabte Persönlichkeiten von übersteigerter Pflichttreue und Gewissenhaftigkeit, pedantisch, ängstlich, empfindsam bis mimosenhaft verletzlich, skrupelhaft, verwundbar, scheu und zurückhaltend. „In ihrer asthenischen Scheu und Empfindsamkeit können sie sich der Welt gegenüber nicht durchsetzen und ziehen sich schmerzlich zurück" (EWALD). SCHNEIDER spricht davon, daß sie sich durch ihre innere Unsicherheit und Insuffizienz auszeichnen, und KRETSCHMER hebt in einer Untersuchung über die intrapsychische Dynamik der abnormen Reaktionen dieses Persönlichkeitskreises als kennzeichnend „die bewußte Retention affektstarker Vorstellungsgruppen bei lebendiger intrapsychischer Aktivität und mangelnder Leitungsfähigkeit" hervor.

Entschädigungsreaktionen im üblichen Sinne bekommt man bei Sensitiven wohl kaum zu sehen. Betrug, Täuschung, Unwahrhaftigkeit und „corriger la fortune" liegt ihrem Charakter fern. Im Gegenteil sind es die Menschen, die sich über schicksalhafte Leistungsminderung durch Unfall oder Krankheit zerquälen, noch tiefer den Abstand gegenüber anderen empfinden, sich erst recht als minderwertig und unbrauchbar fühlen und dadurch leicht in Hypochondrie abgleiten. Für Gutachter und Versicherung sind sie eigentlich die angenehmsten Erscheinungen: Höflich, bescheiden und ängstlich bedacht, niemanden zu verletzen. In Einspruchs- oder Berufungsverfahren trifft man sie selten.

Eine 42jährige Erzieherin in einem Jugendheim, die von einer ausgesprochen sensitiven Persönlichkeitsstruktur war, erklärte uns anläßlich einer Nachbegutachtung, die wegen einer stattgehabten mittelschweren Gehirnerschütterung erfolgte, sie hätte nach der ersten Begutachtung gar nicht damit gerechnet, eine Rente zu bekommen. Ihr selbst wäre es auch nie eingefallen, einen Rentenantrag zu stellen, vielmehr sei sie ohne eigenes Zutun auf Grund der von der Heimleitung abgesandten Unfallmeldung zur fachärztlichen Untersuchung geladen worden. Sie bat darum, ihr die Rente zu streichen, da sie ja schon früher häufig unter Kopfschmerzen gelitten habe und ihre jetzigen Beschwerden sicherlich nicht mehr vom Unfall, sondern von Überarbeitung kämen. Bemerkenswert war in diesem Zusammenhang, daß nach der Schwere des Unfalles und den gesamten Umständen fraglos noch erwerbsmindernde Unfallfolgen vorlagen.

Der folgende Fall ist ein Schulbeispiel für eine „Unfallneurose" bei einer skrupelhaft-selbstunsicheren Persönlichkeit, wie sie in dieser Form allerdings zu den größten Seltenheiten gehört:

Ein 32jähriger Bauarbeiter erlitt durch einen herabfallenden Balken eine schwere Gehirnerschütterung mit nachhaltiger Bewußtseinsstörung und tagelangem Erbrechen. Er war auf der Arbeitsstelle als übergewissenhafter, bescheidener und zuverlässiger Arbeiter, als hilfsbereit und kameradschaftlich bekannt. Er berichtete von sich selber, daß er sich von jeher jeden Tadel sehr zu Herzen genommen habe und oft wohl auch hinter belanglosen Bemerkungen von anderen unbegründet Tadel oder abfällige Urteile vermutet habe. „Ich habe immer viel darüber nachgedacht, ob ich auch alles richtig mache." — 6 Wochen nach dem Unfall wurde ihm vom Arbeitgeber angeboten, bei vollem Lohn zu kleinen Handreichungen auf die Baustelle zu kommen, damit er durch den Betriebsunfall nicht noch geldliche Einbußen habe. Der Patient nahm das Angebot erst auf Betreiben seiner Frau an, zergrübelte sich in der Folgezeit aber mit Vorwürfen darüber, daß er seinen Lohn ja gar nicht annehmen könne, weil er keine rechte Arbeit leiste. Er versuchte daraufhin, wieder auf's Gerüst zu steigen, griff beim Heben schwerer Lasten zu und bekam erwartungsgemäß wieder verstärkt postcommotionelle Beschwerden. Er wurde nun vollends verzweifelt, führte sich vor Augen, daß ein Arbeitskamerad vor einiger Zeit schon 4 Wochen nach einer Gehirnerschütterung wieder voll arbeitsfähig gewesen sei, fürchtete, daß er nicht wieder gesund werde, glaubte, er sei seinen Kollegen zur Last, schädige den Arbeitgeber und versuchte sogar, seinen Arbeitsplatz aufzugeben. In dieser Zeit, in der er sich mit Grübeleien, Insuffizienzgefühlen und Befürchtungen trug, erkrankte er schließlich an einem Magengeschwür, dessen psychosomatische Entstehung uns aus der permanenten ungelösten Affektspannung erklärbar erschien.

Dieser Fall reicht eigentlich schon in die 3. Gruppe — die der Neurosen im engeren Sinne — hinein, wir haben ihn aber deshalb unter den psychopathischen Reaktionen besprochen, weil hier die aus der anlagemäßigen Persönlichkeitsstruktur verständliche Reaktion in inniger Beziehung zum Unfall und seinen Folgen steht, und nicht ein an sich unfallfremder Konfliktstoff in dessen Folgen hineinprojiziert wurde. Da wir den Patienten nur zur Untersuchung von seinem Hausarzt überwiesen bekamen, bedurfte es keiner Stellungnahme zur Zusammenhangsfrage. Gerade wenn man vom Wortlaut der oben zitierten Entscheidung des Reichsversicherungsamtes aus dem Jahre 1926 ausgeht, wird man sich eingestehen müssen, daß dieser Fall aus dem Rahmen der überlicherweise beobachteten Unfallneurosen erkennbar herausfällt. Unser Patient hatte sich zwar „aus Anlaß des Unfalles in die Vorstellung hineingelebt, schwerer geschädigt zu sein, als er es in der Tat war" (bzw. nachhaltiger); diese Vorstellung entsprang aber nicht „mehr oder minder bewußten Wünschen nach einer Entschädigung" und war auch nicht „durch das Entschädigungsverfahren ungünstig beeinflußt", denn ein Rentenverfahren war noch gar nicht in Gang gekommen. Die Triebfedern waren vielmehr in der Auswirkung seiner Veranlagung und seiner besonderen charakterlichen Struktur zu suchen, dem Wunsch, schneller gesund zu werden, der Furcht, arbeitsunfähig zu bleiben, und dem grüblerischen Zerquälen darüber, daß er ein durch seine geringen Leistungen unverdientes Entgelt bekam. Schließlich hatte das psychosomatische Korrelat der ungelösten Affektspannungen im Form eines Ulcus ventriculi nichts mehr mit einer mehr oder minder bewußten, final determinierten Zweckreaktion zu tun, sondern stellte eine neue und keineswegs sinnhafte Gesundheitsminderung dar.

Sensitive Persönlichkeitszüge geben mitunter nach Unfällen auch Anlaß zur Ausbildung und Entwicklung *situationsphobischer Reaktionen*, wie denn etwa der Bauarbeiter Hemmungen hat, wieder auf ein Gerüst zu steigen, oder Verkehrsverletzte sich scheuen, wieder Auto zu fahren. Derartige Reaktionen sind fast noch als normal-psychologische Abläufe anzusehen und erst in stärkerer Ausprägung mitunter behandlungsbedürftig. Meist verlieren sie sich allmählich von selbst oder werden bis auf eine unbedeutende Gehemmtheit abgebaut. Echte „posttraumatische Phobien" mit ausgesprochenen Zwangssymptomen, die andauern oder sich verschlimmern, sind außerordentlich selten. Wir haben in den letzten Jahren keinen einzigen derartigen Fall zur Begutachtung gehabt. Diese Tatsache mahnt zur Vorsicht, derartig seltenen Fällen etwa entsprechend dem Vorschlag von BRUN zur Berentung zu verhelfen. Gerade beim Vorliegen echter Zwangsphänomene oder von Zwangsunterlassungen im Sinne von K. SCHNEIDER bedarf es einer sehr eingehenden Analyse des Falles unter der Frage, ob der Zusammenhang mit einem bestimmten Erlebnis nicht nur ein scheinbarer ist, da sich die echten Zwangsphänomene gerade durch das Fehlen einer situativ verständlichen Ableitbarkeit auszeichnen. STRAUSS hat selbst unter einer großen Zahl von ihm begutachteter rassisch und politisch Verfolgter — also Personen, die weitaus schwereren

Belastungen ausgesetzt waren, als sie ein einmaliges Schreckerlebnis bei einem Unfall mit sich bringt — ebenfalls keine Fälle von echten Zwangs- oder Angstsyndromen gesehen, bei denen ein Zusammenhang mit dem entschädigungspflichtigen Ereignis auch nur annähernd wahrscheinlich zu machen war.

Unter den abnormen Persönlichkeiten begegnet uns unter den „Unfallneurotikern" der *fanatische Psychopath* verhältnismäßig selten, jedenfalls dann, wenn sich die sog. Unfallneurose spezifisch aus der besonderen Wesensart dieser Persönlichkeiten herleiten läßt. Dies erscheint zunächst verwunderlich, handelt es sich doch um Persönlichkeiten, die auf Grund ihrer zähen Retentionsfähigkeit, ihrer lebhaften Verarbeitung und ihres aktiven Draufgängertums („Dämpfungsdefekt" im Sinne KRETSCHMERS) dazu prädisponiert sind, sich an einem tatsächlichen oder vermeintlichen Unrecht zu entzünden und in steifer Festgefahrenheit an der durch ein affektbetontes Erlebnis einmal gesetzten *fixierten* oder *überwertigen Idee* logisch und systematisch weiterzubauen (EWALD). Sthenisch-kämpferische Naturen dieser Art, vor allem wenn sie streitsüchtige Züge haben (die Kampffanatiker K. SCHNEIDERS), können zu lästigen, unbelehrbaren, starrsinnig-verbohrten Rechthabern werden; sie sind die Querulanten schlechthin. Hierbei darf aber nicht vergessen werden, daß die Querulanz nur die Auswirkung einer bestimmten intrapsychischen Dynamik ist, wie sie ebenso gut auch bei anders strukturierten Persönlichkeiten aus verschiedenen äußeren und inneren Gegebenheiten vorkommt. Auch der psychisch normal Strukturierte kann bei allzu großem Unrecht, z. B. Behördenwillkür usw. einmal in ein Verhalten hineingetrieben werden, das man gemeinhin Querulanz nennt. Beim Fanatiker ist das Querulieren jedoch eine Funktion der falschen Einstellung zur Realität, eines Überwertigwerdens bestimmter Vorstellungsinhalte und deren Fixierung und Ausbau. Beim Hyperthymen kann es seine Wurzeln in dem überschießenden Temperament haben. Beim Hysterischen kommt es aus dem übersteigerten Geltungsbedürfnis, ist es ein Zur-Schau-Stellen des überhöhten Ich, eine von vielen möglichen Rollen und — im Gegensatz zum Fanatiker — in Bezug auf die Realität durchaus zweckgerichtet.

Das *Hauptkontingent der sog. „Querulanten" im Rentenverfahren* stellen nun nach unserer Erfahrung eben nicht die Fanatiker, sondern die *Hyperthymen*, d. h. also die an sich temperamentsmäßig Abnormen, sofern sie gleichzeitig mit streitsüchtig-querköpfigen Charakterzügen behaftet sind. In kurzem Abstand folgen die *Geltungsbedürftig-Hysterischen*. Aber auch den *dysphorisch-Depressiven* trifft man mitunter als matten, ressentimenterfüllten, aber beharrlich-klebrigen Quengeler. Schließlich haben auch gelegentlich die *Explosiblen*, sofern auch sie sich durch Starrköpfigkeit auszeichnen, eine Neigung dazu, sich immer mehr in ein Rentenverfahren zu verbeißen, und es zur Machtprobe werden zu lassen.

Fragen wir uns, warum man unter querulierenden Rentenbewerbern gerade den echten Fanatiker so selten findet, so scheinen uns hierfür folgende Gründe maßgeblich zu sein: Das Spezifische in seinem Verhalten ist es, daß ihn sein Anliegen zum Kampf oder Demonstration treibt, und es im Laufe der Entwicklung immer mehr zu einem absoluten Mißverhältnis von primärem Anliegen und sekundärem Ziel kommt, da die überwertig gewordene Idee von der Persönlichkeit bis in die letzte Faser Besitz ergreift: Aus einem Zur-Wehrsetzen gegen ein erlittenes — und unter Umständen nur geringfügiges oder vermeintliches — Unrecht wird ein Kampf gegen eine Weltordnung; aus religiösem Zweifel vielleicht eine eigene Heilslehre, die man über die ganze Welt verbreiten will. Ob Kämpfer für oder gegen etwas, ob Naturapostel, Sektierer oder verbohrter Erfinder: Immer ist es der Fanatiker ganz und gewissermaßen mit Leib und Seele, so daß seine *psychischen Energien* mehr und mehr durch die *überwertigen Inhalte abgesättigt* werden. Es ist daher auch immer wieder bemerkenswert, wenn ein um eine Belanglosigkeit querulierender Fanatiker zu außerhalb seines „Systems" liegenden Mißhelligkeiten oder Lebensschwierigkeiten keine spezifischen Beziehungen aufgreift und sie vielfach hinnimmt, wie jeder normale Mensch.

Ein von uns begutachteter 53jähriger Patient, den wir auf seine Zurechnungsfähigkeit zu untersuchen hatten, querulierte seit Jahren gegen seinen Dienstvorgesetzten in der Kreisverwaltung, dem er in Eingaben, Beschwerden, Strafanträgen und Privatklagen Unkorrektheiten im Amt vorwarf. Es war zwar noch nicht einmal erwiesen, ob diese Unkorrektheiten tatsächlich vorgekommen waren, aber sie wären zutreffendenfalls völlig belangloser Natur gewesen. Es ging unserem Patienten nach seinen eigenen Worten darum, ein Beispiel zu geben. Jeder wie er sei verpflichtet, dafür zu sorgen, die Behörden und den Verwaltungsapparat vor der Bevölkerung makellos zu halten. Wir erfuhren außerdem, daß der erst vor wenigen Jahren aus russischer Kriegsgefangenschaft zurückgekehrte Begutachtete im ersten Jahr nach der Heimkehr eine Versorgungsrente wegen eines schweren Dystrophieschadens erhalten hatte. Obwohl er dann seinen Dienst nur mit Mühe versehen konnte, wurde die Rente wegen angeblicher wesentlicher Besserung wieder aberkannt. Der Patient hatte diesen Rentenentzug ohne jeden Einspruch hingenommen, da er „als Beamter mit festem Einkommen keinen Anspruch darauf erheben könne, noch weitere Zahlungen aus Steuergeldern zu erhalten."

Hier stand also die allmählich zur überwertigen Idee ausgebaute überspitzte rechtliche Gesinnung, die den Patienten in ein schweres Querulatorium hineintrieb, der Verwirklichung eines an sich durchaus verständlich gewesenen Bestrebens entgegen, sich selbst gegen einen ungerechtfertigten Rentenentzug zur Wehr zu setzen. Der Patient hatte die Rentenzahlungen überhaupt nur solange angenommen, wie er nach seiner Heimkehr bis zur Beendigung der Entnazifizierung ein gekürztes Übergangsgehalt bezog und diese gar nicht als Entgelt für einen gesundheitlichen Schaden (— „den man für sein Vaterland selbstverständlich in Kauf nehmen muß" —), sondern als Ausgleich für die als ungerecht empfundene Gehaltskürzung angesehen, durch die „der Staat seine Pflichten mir gegenüber als Beamten vernachlässigt hatte"

Ein anderer Patient, den wir wegen einer im Kriege erlittenen offenen Schädelverletzung begutachteten, fiel uns durch sein vorbildlich sachliches und bescheidenes Auftreten auf, und bot auch nicht die geringsten Zeichen einer psychogenen Überlagerung oder Rentenwunscheinstellung. Im Zuge der Exploration ergab sich, daß er nach einem „Erleuchtungserlebnis" während der Lazarettbehandlung eine eigene Heilslehre entwickelt und inzwischen als „Prophet" von Ort zu Ort ziehend, eine stattliche Anhängerschar um sich gesammelt hatte.

In die von einem religiösen Fanatiker bis in die letzte Konsequenz vorgelebte asketische Lebenshaltung paßten selbstverständlich nicht irgendwelche Bereicherungsabsichten, Täuschungsversuche usw. Das Gleiche sahen wir anläßlich der Nachbegutachtung eines Hirnverletzten, der Jahre vorher bei der ersten Begutachtung einen schweren psychogenen Überbau geboten hatte und der im Gegensatz dazu nunmehr bescheiden und freundlich war, und sich immer wieder dafür entschuldigte, seinerzeit versucht zu haben, uns zu täuschen: In der Zwischenzeit war er einer religiösen Sekte beigetreten und war im Denken und Handeln in deren Idealen aufgegangen.

Die Voraussetzung zur Ausbildung einer überwertigen Idee ist, daß das Erlebnis, auf dem sie aufbaut, eine spezifische Beziehung zur Persönlichkeitsstruktur

4*

besitzt und auf Grund seiner besonderen Qualität eine gerade für diese Persönlichkeit bezeichnende Reaktion bewirkt. KRETSCHMER hat solche Erlebnisse als *Schlüsselerlebnisse* bezeichnet und gesagt, daß Charakter- und Schlüsselerlebnis in solchen Fällen zusammenpassen wie Schlüssel und Schloß, wie Komplement und Ambozeptor. Es fragt sich nur, ob das Auftreffen eines gewissermaßen persönlichkeitsspezifischen Erlebnisses allein zu einem bestimmten Zeitpunkt des Lebens die Entwicklung einer überwertigen Idee, ja die weitere Persönlichkeitsentwicklung, die mitunter fließende Übergänge zur Paranoia zeigt, erklärt, oder ob nicht ein gewissermaßen *mobilisierender biologischer Faktor* hinzukommt, also ein *biotonisches Moment*, wie es EWALD bei der Paranoia in manischen Temperamentzügen sieht. Eine solche mehrschichtige Betrachtung dieses Problems macht es unseres Erachtens erst verständlich, daß sich so auffallend selten fanatische Psychopathen im Rentenkampf sozusagen „festhaken", der doch eine Charakterprobe ersten Ranges darstellt und z. B. in einem zivilen Haftpflichtprozeß erfahrungsgemäß selbst für den Gutmütigen und Bescheidenen eine Fülle von Ärger, Enttäuschungen und Geduldsproben mit sich bringt. Uns scheint diese Beobachtung jedenfalls mit eine Bestätigung dafür zu sein, daß man das Problem der Querulanz und der Paranoia-Entwicklung nicht allein von der Erlebnisseite her aufzurollen vermag.

Wir müssen uns im Rahmen unseres Themas jedoch mit diesen kurzgefaßten Andeutungen und Hinweisen begnügen und können das interessante Gebiet der fanatischen Persönlichkeiten bis zur Paranoia-Lehre nur streifen, dem von berufenerer Seite umfangreiche Darstellungen gewidmet sind (GAUPP, EWALD, KEHRER, KOLLE, KRETSCHMER, MÜLLER-SUUR u. a.).

Nicht ganz übergehen läßt sich in diesem Zusammenhang die Rolle des *Schwachsinns*. Als anlagebedingte oder früh erworbene intellektuelle Minusvariante kann auch er für sich, häufiger aber gepaart mit den besprochenen charakterlichen Abnormitäten, für die Ausbildung psycho-reaktiver Störungen verantwortlich sein. Schon ENKE und WAGNER haben darauf hingewiesen, daß sich bei den sogenannten Unfallneurotikern gehäuft intellektuelle Mängel in allen Abstufungen von der leichten Beschränktheit bis zum ausgeprägteren Schwachsinn fanden. FLÜCKIGER-MÜLLER fand unter seinen 130 „Versicherungsneurotikern" 33 Oligophrene, d. h. also bei einem Viertel seiner Patienten intellektuelle Mängel. Auch nach unserer Erfahrung kommt der intellektuellen Minderbegabung — es braucht sich nicht gleich um mehr oder minder ausgeprägten Schwachsinn zu handeln — jedenfalls eine unterstützende Bedeutung für die Entstehung und Ausbildung von Entschädigungsreaktionen zu, und zwar sowohl bei den normal-psychologisch erklärbaren Wunschreaktionen, als auch für die Färbung psychopathischer Reaktionen. Der Primitive denkt im allgemeinen einliniger und ichbezogener und „klebt" auf Grund seines mangelhaften Denk- und Urteilsvermögens noch mehr als der Klügere am „post hoc ergo propter hoc", worauf auch FLÜCKIGER-MÜLLER hinweist. Schwachsinnige und Minderbegabte sind zudem im Berufsleben häufig überfordert und können mit anderen nicht Schritt halten. Sie neigen daher nicht selten auch eher zu Ausweich- und Überforderungsreaktionen, wenn sie den Arbeitsbedingungen nicht genügen können, und natürlich erst recht dann, wenn aus einem Krankheitszustand oder Unfall materielle Vorteile zu ziehen sind, so daß man einen passenden Anlaß hat, auf Kosten und mit Hilfe anderer zu leben. Vielfach ist es aber auch umgekehrt so, daß der Schwachsinnige oder zumindest Dumme erst durch andere (Ehefrau, Arbeitskollegen, Interessenverbände von Versehrten usw.) in ein Rentenverfahren getrieben und ihm sein Anspruch einsuggeriert wird. Dieser Personenkreis bietet übrigens oft die gröbsten simulatorischen oder aggravatorischen Effekte, vor allem auch die groteskesten Fälle von Pseudodemenz, was sich aus der vorliegenden Urteilsschwäche ergibt, auf Grund derer sie sich mehr als andere in der Wahl ihrer Mittel vergreifen. Sie sind aber andererseits am leichtesten mit Tricks zu überführen. Andere neigen wieder zu matten hypochondrischen Reaktionen und ermüdender einförmiger Quengelei, wobei die zugrundeliegende Primitivität aber erstaunlich oft übersehen wird.

Es hieße aber das Kind mit dem Bade ausschütten, wollte man die Bedeutung der intellektuellen Mängel nur von diesem Blickwinkel aus sehen. Andere Patienten aus diesem Personenkreis denken gar nicht an ein Rentenbegehren, überwinden Krankheiten und Unfälle oft erstaunlich schnell, beziehen zur Erlebnisseite dieser Ereignisse überhaupt keine eigene Stellung und können bei gutmütiger und bescheidener Wesensart gerade außerordentlich angenehme Gutachtenpatienten sein.

c) Definition

Sprechen wir in diesem Zusammenhange von *psychopathischen Reaktionen*, so meinen wir damit das *abnorme Verhalten anlagemäßig abartiger Persönlichkeiten* in der Rentensituation, jedoch lediglich dann, wenn eine *spezifische Beziehung zwischen der Qualität der Reaktion und der zugrundeliegenden Abnormität* des Temperaments bzw. des Charakters besteht.

Es kann also auch bei einem Psychopathen das auftreten, was wir als normalpsychologisch erklärbare Wunschreaktion in der ersten Gruppe beschrieben haben. Mit anderen Worten: *Die Reaktion muß* im eigentlichen Sinne des Wortes *eine abnorme* sein. Es genügt nicht, daß sie den Charakter des Unerwünschten, des Kriminellen oder des Ungerechtfertigten trägt. Es liegt in der Natur der Dinge, daß es zwischen diesen beiden ersten Gruppen fließende Übergänge gibt, und daher im Einzelfalle vielfach eine exakte Trennung nicht gelingt, zumal die Begutachtungssituation oft keine ausreichende Möglichkeit zu einer umfangreichen Persönlichkeitsanalyse gibt. So kann sich häufig die Feststellung nur darauf beschränken, daß bei einem Patienten diese oder jene psychopathischen Züge vorliegen, von denen man vielfach mangels objektiver Unterlagen nicht auszusagen vermag, ob sie gradmäßig in solcher Ausprägung vorhanden sind, daß sie ihn immer wieder und zu jedem Zeitpunkt des Lebens in Konflikte bringen müssen. Diese Feststellung und der Nachweis der fehlenden Prägbarkeit, d. h. also der unwandelbaren Starre der Abnormität, sind aber die Voraussetzung, um von einer Psychopathie im eigentlichen Sinne zu sprechen.

Aber schon die Grenzfälle und Übergangsformen zeigen, daß ganz *bestimmte abartige Charakterzüge* besonders *zur* Entwicklung von *Entschädigungsreaktionen prädisponieren.* Es sind dies in erster Linie Geltungsbedürfnis, Unwahrhaftigkeit, Haltlosigkeit, Willensschwäche und Gemütsarmut, gelegentlich erst recht dann, wenn sie mit intellektueller Minderbegabung vergesellschaftet sind. Dies ist die eine Seite, auf der anderen Seite steht — und zahlenmäßig nicht minder bedeutsam —

die seelische Asthenie in allen Abstufungen als Grundlage von Versagerreaktionen, als Ursache von Verzögerung der Rekonvaleszenz, von Eingewöhnungsschwierigkeiten und Überbewertung körperlicher Störungen, vielfach pointiert durch Züge einer konstitutionellen Nervosität. Auf der einen Seite stehen also die *soziologischen*, auf der anderen die *biologischen Minusvarianten.* Erstere wollen krank sein oder scheinen, letztere können nicht gesund werden oder fürchten krank zu sein.

Die Prognose der psychopathischen Reaktionen ist nicht günstig. Es ist zwar auch bei ihnen möglich, dem Rentenbegehren als solchem durch Abschluß des Verfahrens einen Riegel vorzuschieben, jedoch jeweils nur für den Einzelfall. Im Letzten hängt es aber vom Grade und von der Qualität der Abnormität ab, wie sich das weitere Schicksal der Persönlichkeit gestaltet, denn je stärker sie mit gemeinschaftswidrigen Zügen oder biologischen Unterwertigkeiten behaftet ist, um so eher muß man damit rechnen, daß lediglich die Marschroute geändert und auf andere tatsächliche oder vorgeschobene Anlässe erneut abnorm reagiert wird, so daß hieraus wiederum eine Belastung für die Gemeinschaft entsteht. Wir haben andererseits gezeigt, daß bestimmte psychopathische Wesenszüge das Auftreten einer Entschädigungsreaktion keineswegs begünstigen, ja ihnen unter Umständen sogar entgegenstehen. Wir ersehen hieraus, daß man keineswegs „die Psychopathie" kursorisch als Ursache der sogenannten Unfallneurosen bezeichnen kann, sondern daß vielmehr lediglich ganz bestimmte psychopathische Eigenschaften ursächlich oder fördernd in Frage kommen, andere dahingegen bedeutungslos oder sogar hemmend sind.

3. Gruppe: Die Neurosen im eigentlichen Sinne

a) Das Wesen der Neurose

Wir haben in unseren Untersuchungen über die „Unfallneurosen" in den beiden vorhergehenden Kapiteln zwei Formen seelisch bedingten Verhaltens auf entschädigungspflichtige Ereignisse beschrieben — die geradlinigen Wunschreaktionen und die psychopathischen Reaktionen — und ihre innerseelische Dynamik zu erhellen versucht. Sie haben beide, obwohl sie im medizinischen Sprachgebrauch im allgemeinen mit der Bezeichnung Unfallneurose belegt werden, aber im Grunde noch nichts mit jenen seelisch bedingten Leidenszuständen zu tun, die wir als die Neurosen im engeren Sinne bezeichnen. In dem Bestreben, die vorkommenden seelisch-reaktiven Erscheinungen nach ihren bestimmenden Faktoren und Triebkräften voneinander zu scheiden, versuchten wir, *bei den Wunschreaktionen die normalpsychologisch verständlichen*, „menschlich-allzumenschlichen" *Mechanismen* als treibende Kräfte und *bei den psychopathischen Reaktionen* die *starre, anlagefixierte Abnormität* als den *statisch-biologischen Untergrund* herauszuarbeiten. Dahingegen unterscheiden sich *die eigentlichen Neurosen* von diesen Reaktionen durch ihr Zustandekommen auf einem *entwicklungs- bzw. erlebnisdynamischen Hintergrund,* auf dem sich das seelische Kranksein — wenn auch nicht selten maßgeblich mitbestimmt durch die anlagemäßige Wesensart — entwickelt.

In dem Bestreben einer exakten terminologischen Abgrenzung der verschiedenen Möglichkeiten seelisch entstandener Störungen halten wir es für erforderlich, einleitend etwas über das Wesen der Neurose, ihre Entstehung und ihre Dynamik zu sagen und damit einen Ausgangspunkt für die Erörterung jener Phänomene zu gewinnen, die wir als eigentliche Neurosen nach entschädigungspflichtigen Ereignissen bezeichnen.

Ursprünglich stellte das Wort Neurose einen Sammelbegriff für die verschiedensten organischen Nervenerkrankungen dar und besagte eigentlich nicht mehr, als wenn wir heute Hauterkrankungen mit der Bezeichnung Dermatosen belegen. Wenn OPPENHEIM z. B. von „traumatischen Neurosen" sprach, so meinte er beileibe nicht das, was wir heute etwa mit dem Begriff der Entschädigungsreaktionen umreißen, sondern organisch-nervöse, unfallbedingte Störungen auf dem Boden hypothetischer mikrostruktureller Hirnveränderungen. Um sprachliche Mißverständnisse aus diesem Begriffswandel zu vermeiden, möchte SCHNEIDER das Wort Neurose überhaupt aus dem medizinischen Sprachgebrauch entfernt wissen. Er selbst spricht lediglich von abnormen Erlebnisreaktionen, ein Begriff, der in seiner Konzeption unseres Erachtens aber weiter gefaßt ist als das, was sich in unseren heutigen medizinischen Anschauungen bezüglich des Neurosenbegriffs herauskristallisiert hat. Es ist aber außerordentlich schwierig, für diesen Begriff eine exakte Definition zu finden, die trotz Umgreifens aller Möglichkeiten andererseits eine befriedigende Trennung gegenüber anderen seelisch entstandenen Störungen erlaubt. Versucht man, sich mit dem Wesen der Neurose vertraut zu machen, so wird dies dadurch erschwert, daß man hier, wie eigentlich auf keinem anderen Gebiet der Medizin, ein geradezu babylonisches Sprachgewirr antrifft, und selbst die einzelnen psychoanalytischen Schulen haben nicht immer die gleichen begrifflichen und terminologischen Grundlagen. Ja, sie weichen sogar zum Teil erheblich hinsichtlich der Interpretation der Neurosenentstehung und der psychopathologischen Grundlagen der Neurosendynamik voneinander ab. Gerade unter dem Einfluß der psychosomatischen Betrachtungsweise in der Medizin hat sich überdies der Begriff dessen, was als seelisch entstandene Störung angesprochen wird, mehr und mehr ausgeweitet, Tendenzen, denen wir nicht mehr in vollem Umfange ohne begründeten Vorbehalt zu folgen vermögen. Wir erinnern hier an die genetische Deutung etwa der Angina lacunaris, der Hepatitis oder der Neuromyelitis optica durch die v. WEIZSÄCKERsche Schule und an Versuche, z. B. Auftreten und Verlauf der Tuberkulose als erlebnisbedingte, sinnvoll verstehbare Krankheitszustände anzusehen. Wir erinnern ferner an die psychoanalytische Interpretation der Schizophrenie, die gerade in den angelsächsischen Ländern, aber auch bei uns in einer Reihe von Schulen Eingang gefunden hat (SCHULTZ-HENKE, STORCH u. a.), ohne daß man damit aber — wie SCHNEIDER es formuliert hat — etwa das *Da*sein der Psychose an sich erklären kann, bestenfalls ihr *So*sein zu verstehen vermag. Unseres Erachtens ist eine derartige rein spekulative Ausweitung des Psychogeniebegriffs nur geeignet, das an sich begrüßenswerte Anliegen der psychoanalytischen und psychosomatischen Schulen in Mißkredit zu bringen, und zwar um so eher, je mehr sie sich von der fruchtbaren naturwissenschaftlichen Grundlage der Medizin entfernen und sich auf das gefährliche Glatteis unbeweisbarer hypothetischer Anschauungen begeben. Die Tatsache, daß seelische Konflikte grundsätzlich zu krankheitswertigen Störungen führen und behandlungsbedürftig werden können, wird aber andererseits von niemandem bestritten.

Kehren wir zum Ausgangspunkt unserer Betrachtungen zurück und fragen uns, wie man den Begriff der Neurose zunächst terminologisch umreißen soll, so finden wir in der einschlägigen Literatur, entsprechend den stark voneinander abweichenden Anschauungen der verschiedenen Autoren, die mannigfachsten Definitionen, mit denen zu arbeiten aber vielfach gerade zum Zwecke der Abgrenzung genetisch verschiedener psychoreaktiver Phänomene schwer fällt. Die bekannte und häufig gebrauchte Definition von SPEER, der von einer „*Störung der Erlebnisverarbeitung*" spricht, trifft unseres Erachtens nicht auf alle Fälle zu. Letzten Endes sind auch eine Haftreaktion, eine reaktive Depression oder ein hysterischer Ausnahmezustand Auswirkungen einer gestörten Erlebnisverarbeitung und wir werden noch auseinandersetzen, daß wir den Neurosenbegriff, mit dem wir zu arbeiten gedenken, enger gefaßt wissen möchten, da man sonst jedes seelisch entstandene Phänomen mit der Bezeichnung Neurose belegen müßte. Das Gleiche wäre von der Konzeption von SCHULTZ zu sagen, der von Auswirkungen einer „*a- oder antibionomen Lebenshaltung*" spricht. Hierunter würde man auch Fehlhaltungen und abnorme Reaktionen psychopathischer Persönlichkeiten subsummieren müssen. Man wäre hierzu aber nur berechtigt, wenn man sich die Anschauungen der psychoanalytischen Arbeitsrichtung zu eigen machte, die jede Persönlichkeitsabnormität letztlich auf „frühkindliche seelische Traumata", also auf Erlebnisreste zurückführen möchte, ohne dem Anlagefaktor Rechnung zu tragen. Sofern man aber die Struktur einer Persönlichkeit, ihr Verhalten und Reagieren im Leben nicht nur von der Erlebnisseite her zu sehen geneigt ist, vielmehr auch unwandelbare, in der Anlage verankerte Radikale des menschlichen Seins unterstellt, wird man auch die von SCHULTZ gegebene Definition als zu weitgreifend ansehen müssen. FREUD selbst hat — kritischer als viele seiner Epigonen — in einer seiner frühen Schriften ausdrücklich die Bedeutung des Anlagefaktors anerkannt und hier die Grenzen einer psychoanalytischen Behandlung gesehen, ist allerdings später auch mehr und mehr von dieser Betrachtungsweise abgerückt. — Bei KRETSCHMER, dem wir bedeutsame Beiträge zum Neurosenproblem verdanken, findet sich bemerkenswerterweise nirgends eine exakte Begriffsbestimmung, vielmehr beschränkt er sich auf die — nicht unwidersprochene (JASPERS) — Feststellung, die Psychologie der Neurosen sei die Psychologie des menschlichen Herzens überhaupt. Auch die von KOLLE gegebene Definition: „Neurosen sind seelisch verursachte Gleichgewichtsstörungen, die sich rein seelisch oder rein körperlich oder seelisch und körperlich äußern können" wäre mutatis mutandi auf jede Art seelisch entstandener Störungen anzuwenden.

Diese Beispiele mögen die Schwierigkeit einer begrifflichen Scheidung psychoreaktiver Zustände aufzeigen, die auch wohl mit daher rührt, daß in der Tat die Übergänge zwischen den einzelnen Formen fließend sind, und die Faktorenanalyse meist die Wirksamkeit und das Zusammentreffen verschiedener heterogener Bedingungen erkennen läßt, so daß ein neurotisches — psychogenes — Krankheitsbild erst unter einer „polyätiologischen" (VILLINGER) oder „mehrdimensionalen" (KRETSCHMER) Betrachtungsweise verständlich wird. Aber die Erkenntnis, daß an der Entstehung einer Neurose neben erlebnisbedingten Faktoren auch solche beteiligt sind, die z. B. aus der Anlage oder der biologischen Situation erwachsen, enthebt uns nicht der Aufgabe, zu untersuchen, was wir eigentlich unter einer Neurose verstehen.

Wir können davon ausgehen, daß eine *Neurose grundsätzlich erlebnisbedingt* ist. Diese Anschauung ist heute allgemein gültig und braucht daher nicht weiter begründet zu werden. Entsteht eine *seelische Störung* aber lediglich aus einer *einfachen Wechselwirkung* zwischen Erlebnis und der — gestörten — Verarbeitung desselben, also sozusagen *direkt kausal-genetisch*, so sprechen wir noch nicht von einer Neurose, sondern von einer *Erlebnisreaktion*. Den Begriff der psychischen Reaktion möchten wir also auf jene abnormen seelischen Zustände anwenden, die genetisch unmittelbar aus einem Erlebnis erwachsen und zu diesem somit in einem einfachen Ursache-Wirkungsverhältnis stehen. Die Tatsache, daß die Erscheinungsform einer Reaktion dann aber noch von einer Reihe anderer Faktoren mitbestimmt wird, wie z. B. der Wesensart und der momentanen psychischen Verfassung der betreffenden Person, darf dabei nicht stören und sprengt nicht die einfache Kausalitätsbeziehung. Wird eine Fensterscheibe durch einen Steinwurf beschädigt, so liegt zwischen dem Wurf und dem Schaden ja ebenfalls ein einfaches Kausalitätsverhältnis vor. Trotzdem hängt es aber auch von der Qualität und der Dicke des Glases und z. B. von der Art der Rahmung ab, ob die Scheibe nur im Rahmen gelockert wird, einen Sprung bekommt oder zerbricht. SCHNEIDER bezeichnet nun Erlebnisreaktionen dann als abnorm, wenn sie nach Gradausprägung und Dauer — d. h. also ihrer Inadäquatheit zum Anlaß — vom Normalen abweichen. Er schreibt weiter, daß „normale" und abnorme Erlebnisreaktionen vielfach übercharakterlich sind oder zumindest nicht charaktergebunden zu sein brauchen. Das heißt mit anderen Worten, daß das Auftreten abartiger seelischer Verhaltensweisen auf Erlebnisse nicht grundsätzlich primär, also anlagemäßig abnormen Persönlichkeiten vorbehalten ist. Es lehrt aber die Erfahrung, daß bestimmte psychopathische Charaktere begünstigend auf das Auftreten von abnormen Erlebnisreaktionen wirken, so daß man in solchen Fällen, wie auch wir es oben getan haben, von psychopathischen Reaktionen sprechen kann. Trifft also ein Erlebnis eine abartige — psychopathische — Persönlichkeit, so ist rein statistisch in einem höheren Wahrscheinlichkeitsgrade mit einer abnormen Erlebnisverarbeitung zu rechnen, und zwar dann, wenn es für diese Form der Psychopathie gewissermaßen ein Schlüsselerlebnis ist. Bedürfen derartige Personen dann leidend der ärztlichen Behandlung, so sprechen wir nicht von einer Neurose oder einer psychogenen Störung im engeren Sinne, sondern von Reaktionen oder reaktiven Zustandsbildern.

Das *spezifische am Wesen der Neurose* sehen wir darin, daß *die Störung der Erlebnisverarbeitung* erst *auf* einem *erlebten Hintergrund* erwächst, und zwar dann, wenn der erlebte Hintergrund in *spezifischer Beziehung zur Persönlichkeit* steht. Wir wollen dies im folgenden erläutern und knüpfen zunächst an die Darlegungen von MÜLLER-SUUR an. In Erweiterung der Konzeption von SCHNEIDER unterscheidet MÜLLER-SUUR zwischen einem *persönlichkeitsdifferenten* und einem *persönlichkeitsindifferenten Hintergrund* der Erlebnisreaktionen. SCHNEIDER versteht unter einem Erlebnishintergrund die Faktoren, die neben dem Erlebnis für das Zustandekommen einer besonderen Reaktion nach Art und Ausmaß verantwortlich sind. So kann es sein, daß jemand auf einen Ärger ungewöhnlich heftig und zornmütig reagiert, nur weil er durch körperliche Mißbefindlichkeit — Kopfschmerz, Zahnweh usw. — in seiner Spannkraft beeinträchtigt ist. Es kann aber auch sein, daß eine besonders heftige oder sogar abnorme Reaktion auf ein Erlebnis, die sonst bei der betreffenden Persönlichkeit nicht vorzukommen pflegt, nur deshalb zustandekommt, weil jemand aus unerfindlichen Gründen „seinen schlechten Tag" hat. Im letzteren Falle würde SCHNEIDER von einem *unerlebten Untergrund* der Reaktion sprechen. Derartige Reaktionen, deren Zustandekommen durch rein äußere, nicht persönlichkeitsgebundene Faktoren oder solche, die aus der Situation und der Lebensgeschichte *unableitbar sind, zustandekommen, nennt* MÜLLER-SUUR *persönlichkeitsindifferente Hintergrundsreaktionen.* Wird aber eine Erlebnisreaktion nach Qualität und Quantität durch das Hineinwirken früherer Erlebnisse — also einen *psychogenen Faktor im engeren Sinne* — geformt oder erst ermöglicht, so spricht der Autor von einer *persönlichkeitsdifferenten Hintergrundsreaktion.* Derartige Reaktionen werden daher erst aus der Lebensgeschichte einer Persönlichkeit, ihrer Entwicklung und ihrer „Haltung" verständlich, die durch frühere Erlebnisse entstanden ist, und stellen die Neurosen im engeren Sinne dar. Stellt man der Persönlichkeits*artung*, also den unwandelbaren, anlagebedingt-charakterlichen Radikalen einer Persönlichkeit die Persönlichkeits*haltung* gegenüber, also jene entwicklungsdynamisch verständlichen Anteile des Charakters, die im weitesten Sinne des Wortes erlebnis-, milieu- und umweltbedingt im Laufe des Lebens geprägt wurden (erworbener Charakter — EWALD), so könnte man folgendermaßen formulieren: Bei unseren in der 2. Gruppe besprochenen psychopathischen Reaktionen handelt es sich um *artungsspezifische*, bei den Neurosen um *haltungsspezifische* seelische Störungen.

Jede Persönlichkeit erfährt im Verlaufe ihres Lebens eine Prägung durch Erlebnisse im weitesten Sinne des Wortes, die wir — wie oben ausgeführt — in Anlehnung an MÜLLER-SUUR als Persönlichkeitshaltung bezeichnen. Wir verstehen hierunter die Summe der Erfahrungen, Verhaltens- und Einstellungsschemata, Strebungen, Hemmungen und „Dressate". Diese Haltung ist zwar bis zu einem gewissen Grade von der Persönlichkeitsartung, also dem angeborenen Charakter abhängig: Ein von Haus aus Haltloser wird kaum durch Erziehung und die Schule des Lebens zu einem ehrgeizigen, konsequenten Streber geformt werden können, und ein ethisch hochwertiger Mensch wird auch gegen schlechte Umwelteinflüsse weitgehend gefeit sein. Bis zu einem gewissen Grade können aber spätere Einflüsse negative Persönlichkeitsmerkmale abdämpfen oder mildern, und umgekehrt können natürlich auch wertvolle Eigenschaften durch ungünstige Milieueinflüsse verbogen werden oder verkümmern. Die hierdurch entstandene Persönlichkeitshaltung, die anders und ungünstig gegenüber der durch die Anlage vorgezeichneten charakterlichen Norm ist, würde man daher als *norminadäquat* bezeichnen. Ein sehr krasses Beispiel hierfür stellt die Kriminalität entwurzelter Jugendlicher und Heimatloser nach dem Kriege dar, worüber wir ILLCHMANN-CHRIST eine interessante Studie verdanken.

Eine *harmonische Persönlichkeitsentwicklung* ist also nicht nur eine Funktion bestimmter charakterlicher und intellektueller Grundvoraussetzungen, sondern lebens- und entwicklungsfördernder, *biopositiver* persönlichkeitsprägender *Erlebnisse*, die insgesamt das bewirken, was wir beim reifen Menschen Lebenserfahrung, Bildung, Verantwortungsgefühl, soziales Gewissen usw. nennen. Durch persönlichkeitsprägende Erlebnisse mit *bionegativen* Vorzeichen entstehen dahingegen — je nach Grad und Dauer der Einwirkung und der individuellen, durch die Anlage vorgegebenen Verarbeitungsfähigkeit — *Persönlichkeitsdysharmonien*, d. h. also *norminadäquate Haltungen*, die durch Fehleinstellungen und Hemmungen eine harmonische Selbstverwirklichung verhindern. Eine solche bionegative Haltung braucht nun nicht äußerlich erkennbar zu sein und sich in allen Handlungen und Verhaltensweisen einer Persönlichkeit sogleich auszudrücken, sondern sie kann durch Kompensation und Sublimierung (FREUD) verdeckt und ausgeglichen sein. Eine solche *scheinbare Harmonisierung* der Persönlichkeit steht aber allzu oft auf trügerischem Grunde, denn ein angesichts dieser Haltung *spezifisches* und somit *nicht zu verarbeitendes Erlebnis* kann *die Kompensation zusammenbrechen lassen* und ein psychogenes Kranksein — also eine Neurose — entstehen lassen, das genetisch auf dem Hintergrunde früherer bionegativer Erlebnisse verständlich wird. (In den psychoanalytischen Schulen werden derartige norminadäquate Haltungen als *präneurotische Persönlichkeitsstruktur* bezeichnet, die durch einen *Aktualkonflikt* — also das haltungsspezifische Erlebnis — dekompensiert wird.)

Menschen mit gewissen, aber gut oder ausreichend kompensierten Haltungsdysharmonien — bzw. anders gesagt: Träger neurotischer Strukturen — sind demnach noch keineswegs „neurosenkrank" und brauchen es auch im Verlaufe ihres Lebens keineswegs zu werden; sie sind aber „neurosenbereit" (EWALD). Von einer manifesten Neurose sprechen wir vielmehr erst dann, wenn die durch eine Haltungsdysharmonie gestörte Erlebnisverarbeitung zu einem *subjektiven oder objektiven Leidenszustand* geführt hat. Es bedeutet u. E. eine unzulässige Ausweitung des Neurosenbegriffes, wenn von psychoanalytischer Seite jede Struktur- bzw. Haltungsdysharmonie bereits als neurotisch bezeichnet wird, da eine solche Betrachtungsweise zwangsläufig dazu führen muß, letztlich jeden Menschen als Neurotiker zu bezeichnen. Die Manifestation einer Neurose ist also eine Funktion verschiedener Faktoren, die auf der einen Seite durch das Ausmaß der Persönlichkeitsverbiegung, auf der anderen durch Grad und Spezifität des Erlebnisses bestimmt wird. Es gibt Strukturabnormitäten, die so schwerwiegend sind, daß sie gewissermaßen zwangsläufig ihren Träger in die Neurose hineinführen und keines weiteren aktualisierenden Momentes als des ständigen Erlebens der eigenen Unzulänglichkeit bedürfen. Hier handelt es sich um die eigentlichen *inneren Konfliktneurosen*, die SCHULTZ die Kern- bzw. Charakterneurosen nennt. Bei ihnen liegt der Konflikt „autopsychisch", er erwächst aus der charakterlichen Fehlstruktur, den inneren Zwiespältigkeiten und Antinomien der Persönlichkeit. Am anderen Pol stehen jene überwiegend exogenen Fremd- und Randneurosen im Sinne von SCHULTZ mit „allo- oder physio-psychischem" Konflikt. Bei ihnen liegt das Schwergewicht auf äußeren oder zumindest außerseelischen Momenten, z. B. Krisen im Berufs- oder Eheleben oder auf der Fehlverarbeitung körperlicher Unzulänglichkeiten („Organneurosen"), über die wir ADLER besonders eingehende Untersuchungen verdanken.

Wir wollen die eben dargestellte Dynamik an einem Beispiel verdeutlichen und an diesem noch die weiteren hineinwirkenden seelischen Mechanismen aufzeigen:

Ein 16jähriges, unaufgeklärtes und unbescholtenes Mädchen wurde von seinem Freunde mit einer an Notzucht grenzenden Brutalität zum Geschlechtsverkehr verleitet. Wegen ihrer Abwehr und Unerfahrenheit zog sich der Freund im Anschluß an weitere häßliche Szenen und Überwältigungsversuche aber später von ihr zurück. Das Mädchen reagierte hierauf mit einer durchaus einfühlbaren Erlebnisreaktion, die durch depressive Verstimmung, Angstzustände, Kopfweh, gelegentliches Erbrechen, Appetitlosigkeit und Schlafstörungen gekennzeichnet war, aber im Laufe einiger Monate allmählich wieder abklang. In den folgenden Jahren legte sie ein Handelsschulexamen ab und wurde eine in ihrer Firma sehr geschätzte kaufmännische Angestellte, die auch im Kreise von Freundinnen nichts von der altersüblichen Unbekümmertheit und fröhlich-optimistischen Lebenseinstellung vermissen ließ. Sie hatte das genannte Erlebnis zwar nicht vergessen, es war aber im Bereiche des Bewußtseins affektiv verblaßt und als unangenehm sozusagen beiseitegeschoben, d. h. also verdrängt worden. Das Mädchen heiratete mit 24 Jahren einen sehr wertvollen und warmherzigen Mann, zu dem sie eine ausgesprochene Zuneigung hatte. Nach der Aufnahme intimer Beziehungen in der Ehe reagierte unsere Patientin mit einem Vaginismus, erkrankte bald darauf an ständigen Kreuzschmerzen, krampfartigen Unterleibsbeschwerden, die durch irgendwelche organische Veränderungen seitens des Frauenarztes nicht zu erklären waren. Sie litt außerordentlich unter diesen Störungen, die sich bald derart ausprägten, daß der eheliche Verkehr nicht mehr ausgeübt werden konnte, und ging — besten Willens sie zu beseitigen — von Arzt zu Arzt, bis sie schließlich unter Annahme einer Organneurose uns zur psychotherapeutischen Behandlung überwiesen wurde. Der stets regelrechte Organbefund und die Aufdeckung des oben dargelegten Erlebnishintergrundes bestätigten das Vorliegen einer neurotischen Störung, die sich nach gründlicher aufdeckendanalytischer und synthetischer Behandlung beseitigen ließ.

Der dargestellte Krankheitsfall zeigt, daß auch ohne das Vorliegen einer eigentlichen Persönlichkeitsabnormität ein nachwirkendes Erlebnis einen emotionalen Störungsfaktor darstellen kann, der — wieder aktualisiert — die Ursache eines psychogenen Krankseins zu werden vermag. Er läßt weiterhin erkennen, daß es sich bei der Neurose um eine *besondere Form des Ausweichens* handelt, wenn eine erlebnisbedingte Persönlichkeitshaltung besonderer Art die Bewältigung eines neuen Erlebnisses, einer schwierigen Situation oder bestimmter Anforderungen verhindert oder erschwert: In diesem Falle also die unbefangene und hingabevolle Aufnahme der ehelischen Gemeinschaft durch eine nicht bewußte, sondern verdrängte aber unverarbeitete Fehleinstellung zum anderen Geschlecht. Eine Neurose ist also nicht nur genetisch aus früheren Erlebnissen ableitbar, sondern auch zweckgerichtet, *final determiniert.* So wie unsere Patientin entzieht sich der Neurotiker durch sein Kranksein einer Verantwortung, Verpflichtung oder Aufgabe, weicht er kritischen Situationen im Leben aus und zieht damit aus seinem Leiden gewissermaßen einen *Krankheitsgewinn.* Zu diesem *primären Krankheitsgewinn* kommt oft auch ein *sekundärer,* denn in seinem infantilen Streben nach Geborgenheit verpflichtet der Kranke andererseits seine Umwelt, oder er kommt zu einer auf anderem Wege nicht — oder nicht mehr — zu erlangenden scheinbaren Werterhöhung. Bei unserer Patientin war dieser sekundäre Krankheitswert darin zu suchen, daß trotz der Störung der ehelischen Gemeinschaft der Ehemann von Anfang an zu einem besonders fürsorglichen und schonenden Verhalten der kranken Frau gegenüber verpflichtet wurde.

Die Beziehungen zwischen Erlebnis und Neurose und die *Entstehungsbedingungen für das psychogene Kranksein* lassen sich aber erst nach Hereinnahme und Besprechung weiterer psychischer Mechanismen verstehen, die durch die Begriffe Verdrängung, Verschiebung und Verdeckung gekennzeichnet sind. Wir erwähnten oben schon die *Verdrängung,* durch die der Neurotiker den unlustbetonten, rational nicht zu verarbeitenden Konfliktstoff oder das Erlebnis in die Sphäre des Außerbewußten von sich abschiebt, wo er zum unbewußten oder zumindest uneingestandenen — randbewußten — Störungsfaktor wird. Hierbei ist aber zu beachten, daß Verdrängung nicht identisch mit echtem Vergessen ist, sofern es ein solches überhaupt gibt, vielmehr haften die konfliktbeladenen Geschehnisse meist weiter in der Erinnerung. Sie sind aber gewissermaßen von unnatürlicher Blässe, da ihre quälende affektive und emotionale Repräsentanz „abgespalten" und dann unbewußt geworden ist. Manifestiert sich nun auf dem Hintergrund eines solchen

Störungsfeldes durch ein neues, hierfür spezifisches Erlebnis eine Neurose, so ist dies vielfach überhaupt davon abhängig, daß der Patient nicht nur vor sich, sondern auch vor der Umwelt das Kranksein auf ein außerpersönliches Ereignis beziehen kann. Dies geschieht auf dem Wege der *Verschiebung*, die wir als *subjektive Motivablenkung durch Beziehungsetzung zu persönlichkeitsindifferenten Ereignissen* definieren möchten. Durch diese beiden Mechanismen kommt es zur *Verdeckung* der eigentlichen Determinanten der Neurose, ohne die ja das psychogene Kranksein um seinen Sinn gebracht wäre, denn der Kranke will hiermit ja seinen Konflikten ausweichen, da er sie rational nicht bewältigen kann, wobei er das wahre Krankheitsmotiv selbst kaum oder überhaupt nicht mehr kennt.

Sofern also nicht eine besonders schwere abnorme Persönlichkeitshaltung ihren Träger gewissermaßen unausweichlich in ein neurotisches Kranksein hineinsteuert (im wesentlichen trifft dies für die Kernneurosen von SCHULTZ zu, vielleicht auch für manche Perversionen und Süchte), bedarf es nicht selten zur *Neurosenmanifestation* also eines *Katalysators*, der im Gegensatz zu dem aktualisierenden, persönlichkeits- bzw. haltungsspezifischen Erlebnis *unspezifisch* ist, und zwar auf dem Wege des oben beschriebenen *Mechanismus der Verschiebung*. Diese Tatsache macht es verständlich, daß sich psychogenes Kranksein so häufig auf körperliches aufpfropft, sich in organischen Erkrankungen manifestiert, wie wir immer wieder beobachten; es ist das, was schon FREUD als das „Entgegenkommen der Organe" gesehen und beschrieben hat. Auf diesem Wege kommt es auch zu dem, was wir „psychogene Fixierung", d. h. „Überlagerung" von organischen oder funktionellen Störungen nennen: So wird z. B. der vasomotorische Kopfschmerz, die Cholecystopathie, die spastische Parametritis oder der statische Rückenschmerz zum Projektionsfeld der seelischen Dysharmonie und Konfliktsituation oder aber, es werden bis dahin für sich im Seelischen noch nicht wirksame organische Dysharmonien hierdurch erst „leidensfähig" und damit geeignet, die Grundlage für ein Krank*sein* abzugeben.

Mit MÜLLER-SUUR kann man also die Neurose auch begrifflich aus einer *Unerfüllbarkeit individueller Normen* verstehen. Arbeitet man mit dem von ihm entwickelten differenzierten Normbegriff, so kann man sie mit ihm als ein Mißverhältnis zwischen der Individualnorm und der Kollektivnorm sehen und den hieraus entstehenden Konflikt als krankheitsformend. Der Konfliktstoff kann einmal exogen aus einer schicksalhaften Verbiegung der Kollektivnorm erwachsen, wie z. B. bei der Entwurzelungsneurose, denn in der Entwurzelungssituation ist die individuelle Norm nicht mehr der veränderten und fremden kollektiven angepaßt. Oder aber er entspringt endogen aus einer utopischen, verstiegenen, der Realität und den eigenen Möglichkeiten nicht Rechnung tragenden Wertnormvorstellung, d. h. also die individuelle Seinsnorm steht im Mißverhältnis zu den Wünschen und Vorstellungen der Persönlichkeit, worauf die inneren Konfliktneurosen im engeren Sinne aufbauen.

Wir haben bisher nur die *erlebnisdynamische Seite*, also die übercharakterlichen Faktoren der Neurose beleuchtet, da wir in ihnen das eigentlich Kennzeichnende und Spezifische sehen. Dies besagt natürlich nicht, daß Neurosen nun im Gegensatz z. B. zu den vorher besprochenen psychopathischen Reaktionen Leidenszustände von im weitesten Sinne des Wortes normalen Personen sind. Vielmehr haben gerade charakterlich Abnorme und auch körperlich-seelisch Labile eine erhöhte Bereitschaft zu abnormer Erlebnisverarbeitung und somit auch zur Ausbildung einer abnormen Haltung. So kann das Gesamtbild einer Neurose genetisch, prognostisch und hinsichtlich ihrer therapeutischen Indikationen nicht nur aus einem Blickwinkel betrachtet werden, sondern man muß den Erlebnisfaktoren ebenso Rechnung tragen, wie den biologischen und charakterologischen Radikalen. *Im Erlebnishintergrund liegen die Möglichkeiten für eine Psychotherapie, im charakterlich-biologischen Untergrund dagegen — wie unlängst von* EWALD *herausgestellt — ihre Grenzen.*

Wir definieren also die Neurose als einen erlebnisbedingten, subjektiven Leidenszustand, der sich körperlich oder seelisch oder körperlich und seelisch auswirken kann, und der sich aus einem für die Persönlichkeit spezifischen aktualisierenden Erlebnis auf dem Hintergrund einer abnormen Persönlichkeitshaltung entwickelt.

b) Die Neurosen nach entschädigungspflichtigen Ereignissen

In einer der maßgeblichsten Veröffentlichungen der letzten Jahre über das Gebiet der sogenannten Unfallneurosen, nämlich in dem Buch von SCHELLWORTH: „Neurosenfrage, Ursachenbegriff und Rechtsprechung" wird ausdrücklich betont, daß lediglich von den psychogenen Entschädigungsreaktionen im engeren Sinne, nicht aber von dem, was der Psychotherapeuth unter einer Neurose verstehe, die Rede sei. Eine solche Betrachtungsweise halten wir für zu einseitig, denn sie erschöpft nicht die ganze Fülle der auf diesem Gebiet möglichen psychoreaktiven Störungen oder übersieht in einer Reihe von Fällen wesentliche Triebfedern. Schon rein theoretisch wird man sich nach den obigen Ausführungen über die Neurosendynamik vorstellen können, daß ein Unfall oder eine Kriegsverletzung einen besonders geeigneten Katalysator für die Manifestation einer Neurose hergeben und zur Verschiebung des eigentlichen Konfliktmaterials gereichen können. Man findet dies bestätigt, wenn man die große Zahl der im Rentenverfahren beobachteten psychogenen Störungen eingehender analysiert und unvoreingenommen versucht, ihre Wurzeln freizulegen.

1. Eine 36jährige Ehefrau stürzte im 4. Schwangerschaftsmonat beim Gardinenaufstecken von der Leiter und zog sich dabei einen Schädelbasisbruch (Brillenhämatom, Blutung aus dem linken Ohr) und eine durch etwa 15 min andauernde Bewußtlosigkeit gekennzeichnete Gehirnerschütterung zu. Sie hielt auf ärztlichen Rat 6 Wochen Bettruhe ein, litt jedoch noch in der Folgezeit viel unter Kopfschmerzen, Schwindel, Schlafstörungen und wurde mehr und mehr empfindsam und reizbar. Diese Störungen verschlimmerten sich im weiteren Verlauf der Schwangerschaft mehr und mehr, wobei insbesondere die Reizbarkeit nach Angaben des Ehemannes unerträgliche Formen annahm. Kurz vor der Entbindung traten anfallsartige Zustände auf, in denen die Patientin nicht ansprechbar war, um sich schlug, dabei Einrichtungsgegenstände zertrümmerte und noch längere Zeit danach einen umdämmerten Eindruck machte. Wegen des Verdachtes auf Eklampsie wurde daraufhin eine Schnittentbindung vorgenommen, nach der die Anfälle vorübergehend aufhörten, dann aber — schon 2 Wochen später — wieder auftraten. Aus diesem Grunde kam es etwa nach 6 Monaten zur Klinikeinweisung. Neurologisch ergab sich kein Hinweis auf eine stattgehabte substantielle Hirnschädigung, auch das Pneumoencephalogramm und das Hirnpotentialbild waren regelrecht. Die mehrfach beobachteten „Anfälle" waren eindeutig psychogen und jeweils durch einfache Suggestivmaßnahmen prompt zu kupieren.

Bei der erweiterten Exploration stellte sich heraus, daß die Patientin unmittelbar vor der Rückkehr des Ehemannes aus der Kriegsgefangenschaft von einem Freunde geschwängert worden war. Als im weiteren Verlaufe der Schwangerschaft die Diskrepanz zwischen dem

Rückkehrtermin des Ehemannes und dem Stande der Gravidität nicht mehr zu verbergen war, kam es dann zu heftigen Auseinandersetzungen und Szenen mit dem Ehemann, in deren Rahmen die Patientin — begünstigt durch die noch vorhandenen postcommotionellen Beschwerden — in die beschriebenen Anfälle „flüchtete", sich dadurch unliebsamen Auseinandersetzungen entzog und andererseits den Ehemann trotz ihrer Verfehlungen an sich zu ketten versuchte, indem sie seine Fürsorge- und Hilfsbereitschaft anrief. Nach der Geburt des Kindes nahm der Ehemann einen versöhnlicheren Standpunkt ein, erklärte sich auch bereit, zu verzeihen und die Ehe aufrecht zu erhalten, ließ die Frau in der Folgezeit aber mehr und mehr seine Überlegenheit und Makellosigkeit spüren, nachdem er sich — von Haus aus etwas unselbständig und gutmütig — früher in der Ehe von seiner recht launenhaft-kapriziösen Frau hatte gängeln und beherrschen lassen. Er ging entgegen seinen früheren Gewohnheiten viel außer Haus, es kam mehr und mehr zu einer inneren Entfremdung der Partner und in diesem Zeitraum häuften sich dann auch die „Anfälle", die meist gerade dann auftraten, wenn der Mann ausgegangen war, so daß er bei seiner Rückkehr vom herbeigerufenen Arzt oder von hilfsbereiten Nachbaren vorwurfsvoll empfangen wurde.

Im Rahmen einer psychotherapeutischen Behandlung und mehrfacher, zunächst getrennter, später gemeinsamer Aussprachen mit den Ehepartnern kam es zu einem restlosen Abbau der neurotischen Anfallszustände und auch zum Abklingen der begleitenden „postcommotionellen" Beschwerden. Wir haben uns im Verlaufe mehrerer Jahre aus den Briefen des sehr dankbaren Ehepaares davon überzeugen können, daß dieser Heilerfolg ein dauerhafter war, nachdem beide Partner wieder zueinander gefunden hatten.

2. In einem anderen Falle manifestierte sich bei einer 38jährigen Ehefrau gleichfalls im Anschluß an einen Sturz bei der Hausarbeit eine Organneurose mit Anfällen von Atemnot, Beklemmungen, Herzstichen, Schwindel, Angstgefühlen und allgemeinem Gliederzittern, die sich auch psychotherapeutisch im Rahmen einer mehrwöchigen Klinikbehandlung heilen ließ, und der ebenfalls eine Ehekrise zugrundelag. Es handelte sich um die 2. Ehe sowohl der Patientin als auch des Ehemannes, die beide in ihren 1. Ehen schwere Enttäuschungen erlebt hatten. Die Kranke schätzte ihren sehr tüchtigen und gutmütigen 2. Mann sehr, fürchtete aber um den Bestand der Ehe wegen ihrer Kinderlosigkeit, ihrer Kontaktschwäche, ihrer Frigidität und der damit einhergehenden Scheu vor Zärtlichkeiten. Die letzteren Symptome waren zweifellos Ausdruck einer analytisch auflösbaren, erlebnisbedingten Gehemmtheit, während die Kinderlosigkeit ihre Ursache in einer chronischen Gonorrhoe fand, mit der sie ihr erster Mann infiziert hatte. Die Patientin litt schon lange unter schweren Schuldgefühlen gegenüber ihrem jetzigen Ehemann und versuchte, ihre Einsamkeit eine Zeitlang durch unsinnigen Kaffee- und Nikotingenuß zu betäuben, bis ein äußeres Ereignis die Manifestation des neurotischen Krankheitsbildes ermöglichte, das sich nach Klärung zur Ausheilung bringen ließ.

Diese *Beispiele von Neurosen nach nichtentschädigungspflichtigen Unfällen* lassen besonders gut die Rolle des Unfalles im Geschehensablauf erkennen, der als persönlichkeitsindifferentes, von außen kommendes und unverschuldet treffendes Ereignis die subjektive Motivablenkung — also die Verschiebung — erst ermöglicht. Er hat weder mit dem präformierten Konflikt etwas zu tun, und seine körperlichen Folgen haben lediglich eine äußere Beziehung zur neurotischen Symptomatologie. Er wird aber zum Katalysator der Neurose, weil er als außerhalb der Persönlichkeit liegendes, schicksalhaftes Ereignis *das Kranksein sozusagen legalisiert*, vor der Umwelt rechtfertigt und gleichzeitig die Verdeckung des eigentlichen — primären — Krankheitsgewinns bewirkt. Man kann sich unschwer vorstellen, welchen Verlauf ein Rentenverfahren in diesen Fällen genommen hätte, falls etwa ein Dritter an diesen Ereignissen schuld gewesen wäre: Dann wäre zu dem primären neurotischen Krankheitsgewinn noch der sekundäre in Form einer materiellen Entschädigung gekommen. — Es sei hierzu aber bemerkt, daß bei der psychotherapeutischen Behandlung dieser Patienten ihr „Widerstand" gegen die Aufgabe ihrer subjektiven Interpretation keineswegs leichter zu überwinden war, als bei einem „Unfallneurotiker".

Im *Rentenverfahren* steht *der sekundäre,* finanzielle *Krankheitsgewinn* im allgemeinen ganz *im Vordergrund,* wobei *das Entscheidende* oft gar nicht die kärglichen Rentenbezüge sind — gerade die Berufstätigen haben ja z. B. aus der KB-Versorgung ohnehin nur eine schmale Grundrente zu erwarten —, sondern *die offizielle Anerkennung des Krankseins* oder der Behinderung vor der Welt, am besten durch eine behördliche Bestätigung im Rentenbescheid. Es ist auch vor der Umwelt etwas anderes, ob man durch ein schicksalhaftes Leiden krank und behindert — was gewiß auch etwas bedeutet —, oder ob man „Schwerbeschädigter" bzw. „Opfer der Arbeit" ist und verbrieft hat, daß man zu allem anderen im Dienste des Vaterlandes, seines Arbeitgebers oder seines Berufes seine Gesundheit hergegeben hat. Dies ist dann der eigentliche nur scheinbar materielle Krankheitsgewinn. Aus diesen Gründen sind Unfälle oder Kriegsschäden ein besonders häufig gewähltes Feld zur neurotischen Konfliktverschiebung und das Rentenverfahren besonders geeignet zur Verdeckung des eigentlichen Krankheitsgewinns.

3. Ein 65jähriger Großindustrieller, Generaldirektor und Inhaber der Aktienmajorität eines großen Treibstoffkonzerns, erlitt bei einem Autounfall mehrere Gliedmaßenbrüche und eine Gehirnerschütterung. Anläßlich der ein Jahr später erfolgten Nachbegutachtung konnten chirurgischerseits die Knochenbrüche als praktisch folgenlos verheilt angesehen werden. Neurologisch war, einschließlich der Ergebnisse technischer Spezialuntersuchungen, kein Anhalt für eine bleibende Hirnschädigung zu gewinnen. Dahingegen fand sich beiderseits eine eindeutig psychogene, konzentrische Gesichtsfeldeinengung. Es bestanden ein funktioneller Tremor, eine nicht organisch begründete Parese des rechten Beines, grobes, seelisch bedingtes Versagen bei den Ataxieprüfungen sowie ein anfangs fast pseudomentes Verhalten, das aber allmählich abgebaut wurde. Im übrigen stand die zu erwartende Versicherungssumme in keinem Verhältnis zum Vermögen und Einkommen des Verletzten. Eingehende Explorationen und Erkundigungen ergaben dann, daß der Patient schon vor dem Unfall wegen offenbar allgemeiner altersbedingter Leistungsminderung die Leitung des Unternehmens mehr und mehr seinem Sohn überlassen und offenbar zur Tarnung zahlreiche, nicht unbedingt für ihn erforderliche Dienstreisen unternommen hatte, die immer wieder das Einspringen des Sohnes im Betriebe erforderlich machten. Die „Unfallneurose" stellte offenbar eine Ausweichreaktion mit dem Ziele dar, das altersbedingte Versagen auf einen Unfall abzuschieben unter dem Motto: Ein Chef wird nicht alt, er kann höchstens seine Leistungsfähigkeit im Dienste des Unternehmens durch ein tragisches Geschick einbüßen. Er erschien z. B. immer wieder bei Konferenzen und Aufsichtsratsitzungen, von denen er sich aber jeweils schon nach kurzer Zeit mit der Entschuldigung entfernte, wegen Kopfschmerzen, Flimmern vor den Augen, Schwindel und Konzentrationsschwäche nicht mehr folgen zu können, übergab dann — ohne je den Hinweis auf seinen schweren Unfall zu vergessen — die Leitung der Konferenzen seinem Sohn, dem er auch praktisch schon die Leitung des Unternehmens überlassen hatte, in dem er eigentlich nur noch Statist war.

Das entschädigungspflichtige Ereignis braucht nun den Patienten keineswegs immer in einer speziellen, neurosebeschwerten Krisensituation zu treffen, um eine „Flucht in die Krankheit" zu ermöglichen. — Nach v. Weizsäckers psychosomatischer Theorie wäre der Unfall ja sogar die sinnvolle Folge der Krisensituation, was wir aber nicht glauben. — Das Ereignis kann vielmehr auch Jahre später rückblickend zum subjektiven Bezugspunkt erhoben werden und die tatsächlichen Hintergründe verdecken.

4. Ein feinsinniger, differenzierter Kunstmaler, dessen Werke schon auf der Akademie und aus späterer freiberuflicher Tätigkeit in Fachkreisen als vielversprechend und gehaltvoll gewürdigt wurden, kehrte 1947 nach achtjähriger Unterbrechung seiner künstlerischen Tätigkeit — 42 Jahre alt — aus russischer Kriegsgefangenschaft zurück. Wie wir erfuhren, erlitt er 1944 eine mittelschwere Gehirnerschütterung, die nach allem was im Rahmen einer klinischen Untersuchung festgestellt werden konnte, als folgenlos abgeheilt angesehen werden mußte. Auch ein

cerebraler Dystrophieschaden oder eine sonstige ernsthafte Gesundheitsstörung ließen sich ausschließen. Der Patient hatte sich wegen einer Reihe von Beschwerden in unsere Behandlung begeben, die durch hartnäckige Kopfschmerzen, quälende Schlaflosigkeit, langanhaltende Depressionszustände, Antriebsmangel und nervöse Gereiztheit gekennzeichnet waren. Da gleichzeitig ein Versorgungsantrag lief, hatten wir im Rahmen der Behandlung später noch ein KB-Gutachten zu erstatten.

Die eingehende Beschäftigung mit dem Krankheitsfall, bei dem es sich ganz offensichtlich um einen „neurotischen" Symptomenkomplex handelte, deckte als Erlebnishintergrund den mißglückten Versuch des Patienten auf, nach der Heimkehr den Anschluß an sein künstlerisches Niveau früherer Jahre zu finden. Die Neurose hatte sich offensichtlich aus dem schmerzlich empfundenen und seelisch unverarbeiteten Bewußtsein entwickelt, der besten Entwicklungsjahre beraubt und wohl kaum noch imstande zu sein, sich künstlerisch entsprechend seinen Lebenszielen (— der individuellen Werdensnorm im Sinne von Müller-Suur —) zu verwirklichen. Aus seiner Einfallslosigkeit und den künstlerischen Mißerfolgen flüchtete er immer wieder in depressive Reaktionen und körperliche Beschwerden, die ihm angeblich ein fruchtbringendes Arbeiten unmöglich machten, obwohl es im Grunde ja umgekehrt war. Hier handelte es sich also um eine Verschiebung des neurotischen Konfliktmaterials auf eine Jahre zurückliegende Kriegsverletzung, von deren Seite bestenfalls noch geringe Restbeschwerden bestanden, mit dem Ziele, den emotional nicht bewältigten Lebensknick vor sich und der Umwelt zu verdecken. Nach längerer psychotherapeutischer Behandlung und eingehenden Aussprachen stellte sich der Patient später in seinen Lebensinhalten völlig um, baute mit Eifer, Schaffensfreude und Erfolg eine Versicherungsagentur auf, entfaltete seine Aktivität in einer Flüchtlingsorganisation und betrieb die Malerei nur noch aus Liebhaberei, die ihm aber immerhin noch einen kleinen Nebenverdienst einbrachte. Wir kennen ihn nunmehr seit Jahren als leistungsfähigen und wieder harmonisierten Menschen, der sich gesundheitlich wohl fühlt.

5. In einem anderen Falle verbarg sich hinter den vielgestaltigen vaso-vegetativen Beschwerden eines Beinverletzten, derentwegen er beim Versorgungsamt einen Verschlimmerungsantrag gestellt hatte, die „neurotische Konversion" einer inhaltlich ähnlichen unverarbeiteten Lebenskrise: Der ehemalige Philosophiestudent, der wenige Semester vor dem Examen zum Wehrdienst einberufen wurde, hatte aus wirtschaftlichen Gründen nach dem Kriege sein Studium aufgeben müssen und war inzwischen als Angestellter im Finanzamt tätig. Hier war die mit idealistischem Schwung in den Dienst der Werke des Geistes gestellte Lebenslinie unterbrochen und in ein kärglich-philiströses Dasein ohne Aussicht auf gesellschaftlichen oder materiellen Fortschritt abgebogen worden.

Die Reihe solcher Fälle ließe sich unschwer durch weitere aus unserem Krankengut ergänzen, denn es wäre verwunderlich, wenn sich die Zunahme von Neurosen in den Nachkriegsjahren — worauf unlängst auch von Schulte hingewiesen wurde — nicht auch auf sozialmedizinischem Sektor auswirken würde. Ich habe an anderer Stelle versucht, die Tatsache der Neurosenzunahme nach dem Kriege zu den ungeheuren soziologischen Umschichtungen und Ereignissen der letzten 20 Jahre in Beziehung zu setzen, die durch Krieg, Bombenterror, Vertreibung, politische Verfolgungen, jahrelange Gefangenschaft und Entwurzelung in ungezählten Fällen zu einer einschneidenden Kontinuitätsunterbrechung von Lebenslinien geführt haben, wodurch vielfach die Tragfähigkeit des seelischen Gefüges der hiervon Betroffenen destabilisiert wurde. Während die genannten Ereignisse die erstaunliche Stabilität der menschlichen Psyche gegenüber akuten Bedrohungen und Gefahrensituationen erneut bestätigt haben, lagen die Dinge später, nach Überstehen des akuten Notstandes, ganz anders. Zunächst ging die Zahl der Neurosen während des Krieges und in den schwersten Nachkriegsjahren erheblich zurück, in Gefangenenlagern z. B. wurden sie kaum beobachtet (Jensch, Gottschick, Neumann). Man sah — übrigens im Gegensatz zum ersten Weltkriege — erstaunlich wenig „Fremdneurosen" im Erlebnis der schwersten aktuellen seelischen Erschütterung, weil nämlich „keine Zeit" blieb und Wichtigeres in den Vordergrund drängte (EWALD). Später, unter der *Entlastungssituation* (SCHULTE) kam es dann zur *Auseinandersetzung mit den* durch die Ereignisse geschaffenen *Existenzkrisen*, der Verbiegung des Daseinsgefüges, der Vernichtung der bisherigen Lebensinhalte und der Sinnentnahme des Daseins durch den Verlust der materiellen, beruflichen oder zwischenmenschlichen Sicherung und Geborgenheit. In Anlehnung an MÜLLER-SUUR könnte man davon sprechen, daß es durch die gewaltsame, von außen kommende Verbiegung der individuellen an der anders gewordenen kollektiven Werdensnorm zu einer besonderen inneren Haltung im Sinne einer *erhöhten Neurosebereitschaft* gekommen ist.

Es wäre unbillig, solche tragischen Schicksale unserer Tage, also Fälle, in denen die Neurose durch eine bittere existentielle Not zur Entwicklung gebracht wurde, mit Begriffen wie „Rentenneurose" oder „Entschädigungsreaktion" abzutun, nur weil eine Verschiebung des Konfliktstoffes auf ein entschädigungspflichtiges Ereignis erfolgt ist, und ein sekundärer Krankheitsgewinn in einer objektiv nicht gerechtfertigten Rente gesucht wird. Es ist selbstverständlich in der normalen Begutachtungssituation oft nicht möglich, die Dynamik des neurotischen Geschehens ganz zu erhellen und die *Situation* wird in der Tat *oft* dadurch *erschwert*, daß eine *Überlagerung mit reinen Wunschreaktionen* und *Färbung durch psychopathische Züge* besteht. Nicht selten ergibt sich aber gerade bei diesen „echten" Neurosen im engeren Sinne mit breitem Erlebnis- und existentiellem Konflikthintergrund eine Indikation für eine wirksame ärztliche *Hilfe durch Psychotherapie*. Diese erfordert freilich die Erhellung der tatsächlichen Wurzeln des Krankseins und somit eine willige und echte Besinnung (STÖRRING) des Patienten unter Aufgabe des Strebens nach Krankheitsgewinn. Solange das Entschädigungsverfahren noch läuft, stehen dem aber fast unüberwindliche Schwierigkeiten entgegen, und zur Einleitung einer Psychotherapie vor rechtskräftigem Abschluß des Verfahrens wird man sich nur dann entschließen dürfen, wenn man bei dem Patienten ein besonderes Maß an Einsicht, Verständnis und gutem Willen voraussetzen kann.

c) Definition

Neben rein wunschbedingtem Verhalten und psychopathischen — also „artungsspezifischen" — Reaktionen trafen wir unter den psychoreaktiven Störungen nach entschädigungspflichtigen Ereignissen auch auf Neurosen im eigentlichen Sinne. Grundsätzlich verstehen wir unter einer Neurose „haltungsspezifische", durch eine besondere Erlebnisdynamik geformte und verursachte Reaktionen, die sich auf dem Hintergrund eines unverarbeiteten Erlebnisses oder einer nichtbewältigten Konfliktsituation entwickeln, und bei denen das psychogene Kranksein im Sinne eines echten subjektiven Leidenszustandes sinnhaft aus der inneren Not erwächst. Diese echten Neurosen treten mitunter in *äußere Beziehung* zu einem entschädigungspflichtigen Ereignis, in dem der *Konfliktstoff durch Verschiebung* — „die subjektive Motivablenkung" — z. B. auf den Unfall *verdeckt wird*, unter gleichzeitigem Anstreben eines sekundären, materiellen Krankheitsgewinns.

Das betreffende Ereignis kann sowohl eine latente neurotische Konfliktsituation manifestieren, als auch erst später in die Struktur der Neurose einbezogen werden und damit eine Verdeckung ermöglichen. Da die innere Dynamik derartiger Fälle im Grunde „unfallfremd" ist, sind sie prognostisch ungünstiger als z. B. die reinen Wunschreaktionen. Sie klingen daher im allgemeinen nach Ablehnung der Rentenansprüche nicht ab, sondern bestehen *eigengesetzlich* weiter, sofern nicht eine Behandlung erfolgt oder aber es zu einer Selbstheilung durch Aktualitäts- verlust oder Lösung des Konfliktes kommt. Sie bedürfen daher — wie grund- sätzlich jede Neurose — einer sorgfältigen psychoanalytischen Klärung und Be- handlung, die aber aus den besprochenen Gründen nur in Ausnahmefällen vor Abschluß des Entschädigungsverfahrens erfolgversprechend ist.

4. Gruppe: Erlebnisbedingter Persönlichkeitswandel

a) Der gemeinsame bionegative Akzent in den Begriffen „Krankheit" und „Kranksein"

Der naturwissenschaftlich-medizinische Krankheitsbegriff ist vom Körper- lichen her entwickelt. Wir sprechen von „krankhaft verändert" oder „patho- logisch", wenn körperliche Funktionen oder Strukturen von einer in ihrem Kern fest umrissenen, in ihren Grenzen aber unscharfen biologisch-anthropologischen Durchschnittsnorm abweichen. Nun sind aber die Worte „Krankheit", „krank" und „krankhaft" mit einem althergebrachten kollektiven Vorstellungsgehalt in Form von etwas Unerwünschtem, Schädlichem, Bedrohlichem und Lebensfeind- lichem behaftet, so daß es niemandem einfallen würde, werterhöhende Norm- abweichungen als pathologisch zu bezeichnen, wie etwa überdurchschnittliche Körperkräfte oder das Erreichen eines ungewöhnlich hohen Alters. Der *Begriff des Krankhaften* oder des Pathologischen hat also stets einen *bionegativen Akzent*, und sei es nur, weil angeborene Abweichungen, wie etwa ein Naevus oder eine Syndaktylie, zwar nicht hinderlich für die Erfüllung biologischer Funktionen, je- doch ästhetische Mängel sind. In diesen Grenzbereichen zeigt sich die *Relativität des Krankheitsbegriffes:* Wäre z. B. beim Menschen üblicherweise die zweite und dritte Zehe zusammengewachsen, so würde man ihr Getrenntsein als Mißbildung bezeichnen, und man hätte sicherlich chirurgische Methoden entwickelt, um sie zu- sammenzufügen. — Wenn wir den Begriff des körperlich Krankhaften als eine *bionegative Funktions- oder Strukturabweichung* definieren, so schließen wir auch jene Zustände ein, deren bionegativer Akzent nicht klar erkennbar auf der Hand liegt, sondern in denen er *potentiell* schlummert. Eine beginnende Zahncaries, die frühzeitig behandelt wird, braucht weder Schmerzen, geschweige denn eine Be- einträchtigung von Lebensfunktionen nach sich zu ziehen. Sie *kann* aber auch, wenn sie unerkannt bleibt, zu einer Parulis, einem Granulom oder einer fokalen Streuung führen, und damit lebensbedrohlich werden. Eine Beinverkürzung braucht das berufliche Fortkommen, die Lebenserfüllung und die Selbstverwirk- lichung eines Menschen nicht zu hindern; sie kann ihn aber in Gefahrensituationen gegenüber Gesunden benachteiligen, wenn es gilt, sich z. B. rasch und geschickt aus einem brennenden Hause oder einer gefährdeten Zone zu retten.

Der *psychiatrische Krankheitsbegriff* ist an denselben Grundsätzen ausgerichtet. So schreibt SCHNEIDER: „Krankheit selbst gibt es nur im Leiblichen, und ‚krank- haft' heißen wir seelisch Abnormes dann, wenn es auf krankhafte Organprozesse zurückzuführen ist." Ein *krankhaft psychisches Phänomen* ist also das seelische

Erscheinungsbild eines krankhafte Veränderungen anzeigenden Lebensprozesses (Müller-Suur), d. h. mit anderen Worten, daß *das Seelische an sich* — also die immaterielle Repräsentanz des Seins — *nicht im naturwissenschaftlichen Sinne erkranken*, wohl aber in seinen Abläufen durch körperliche Veränderungen gehindert oder gestört sein kann, so daß seine nur seelisch erfaßbaren Erscheinungsformen als abnorm imponieren. Dieser Krankheitsbegriff ist zwanglos aus unserer heutigen wissenschaftlichen Erkenntnis auf Verstandesmängel durch Gehirnmißbildungen, auf psychische Störungen durch exogene Schäden (Infektionen, Intoxikationen, Traumen usw.), auf Demenzen durch Abbauerkrankungen des Alters, kurzum also auf alle durch sinnfällige anatomische Hirnveränderungen hervorgerufenen geistigen Störungen anwendbar. Schwierig wird aber bei einer solchen Betrachtungsweise die Einordnung der sogenannten endogenen Psychosen, für die ursächlich noch kein pathologisch-anatomisches Substrat oder eine erfaßbare körperliche Funktionsstörung gefunden werden konnte. Es ist aber die Annahme, daß ihnen Krankheiten zugrundeliegen, gut gestützt, denn ihre führenden Symptome haben im normalen Seelenleben einschließlich seiner abnormen Varianten keine Analogien. Sie sind nicht aus Erlebnissen motiviert oder situativ ableitbar und auch keiner seelischen, wohl aber einer körperlichen Behandlung zugänglich. „Vor allem aber zerreißen sie die Sinngesetzlichkeit der Lebensentwicklung" (Schneider). Obwohl sie also noch weitestgehend unerforscht sind, ist aus diesen Tatsachen die Berechtigung herzuleiten, sie den körperlich verursachten Seelenstörungen zuzuordnen und diese Gesamtgruppe in einer psychiatrischen Krankheitssystematik von den seelisch entstandenen, nicht organisch begründeten Störungen scharf zu trennen.

Ebenso wie den körperlichen Krankheiten wohnt den krankhaften seelischen Phänomenen ein bionegativer Akzent inne. Sie bedrohen zwar vielfach weder Leib noch Leben, sie stören nicht einmal immer das Wohlbefinden, das ja z. B. in der Manie sogar erhöht sein kann. Sie hindern aber, wie Müller-Suur sagt, an der Erfüllung von Normforderungen. Es gibt hier scheinbare Ausnahmen auf Grund derer man annehmen könnte, daß diese Behauptung nicht auf alle Fälle zutrifft: Manche Depressionen führen zur Vertiefung des seelischen Erlebens, zur Läuterung und Selbstbesinnung. Eine beginnende Psychose kann unter Umständen einem Künstler sonst nie geschaute Welten eröffnen und sein Schaffen fördern. Wir begutachteten unlängst einen von Haus aus psychopathischen Hirnverletzten, der vor dem Kriege durch seine Explosibilität mehrfach mit dem Gesetz in Konflikt gekommen war und der sich nach seiner Verletzung durch die damit verbundene Abstumpfung und Initiativeverminderung sozial besser anpaßte. Aber auch in solchen Fällen besitzt die Krankheit einen zumindest potentiellen bionegativen Akzent, denn die anfangs beflügelnde Psychose kann im weiteren Verlauf die Persönlichkeit zerstören, die zunächst läuternde Depression kann sich vertiefen und zum Selbstmord führen, und die Hirnverletzung hindert ihren Träger durch die Gesamtauswirkungen im beruflichen Fortkommen, beeinträchtigt sein Wohlbefinden und verdeckt nur eine von vielen Facetten seiner Persönlichkeit.

Dem naturwissenschaftlichen steht der *existentiell-metaphysische Krankheitsbegriff* — das „Kranksein" (Müller-Suur) — gegenüber. Definieren wir den Begriff der *Krankheit* als eine *bionegative funktionale oder strukturelle Normabweichung in der Dimension des Materiell-Körperlichen*, so wollen wir *das Kranksein als leidvolles*

Erleben einer Not in der Dimension des Seelisch-Geistigen bezeichnen. Kranksein ist also das *Leiden an einer Krankheit*, es ist aber auch das Leiden an einer inneren, nicht körperlichen Not. Es gibt manche Krankheiten, die zu keinem subjektiven Leidenszustand führen, weil sie die Erlebnisfähigkeit zerstören — manche Hirnprozesse — oder weil sie noch nicht erlebnisfähig sind — z. B. ein beginnendes Carzinom. Aber nicht jedes subjektive „Erleiden" ist dem Begriff des Krankseins gleichzusetzen, denn *die Fähigkeit zum Leiden* ist — soweit wir sehen — *eine spezifisch menschliche Seinsqualität*, die man nicht wegdenken kann, ohne dem Dasein eine seiner wesentlichen biologischen und metaphysischen Grundvoraussetzungen zu rauben. Wir kennen ein lebensförderndes Erleiden nicht-krankhafter körperlicher Not oder Bedrohung, z. B. Hunger, Durst, Frieren, Höhenschwindel usw., ohne das der biologische Bestand bedroht wäre. — Wir kennen ein Erleiden äußerer Not, z. B. der Armut oder der Unfreiheit, das den Menschen zu Leistung, Streben und Bewältigung von Widerständen anspornt, und wir kennen den positiven metaphysischen Sinn des Leidens, das edelste menschliche Kräfte erwecken, das Wertbewußtsein erhöhen und im Letzten die Glücksfähigkeit vertiefen kann. *Die Leidensfähigkeit* ist also unabdingbar für den körperlichen Bestand und die geistig-existentielle Verwirklichung des Menschen, sie ist der Wegbereiter schlechthin für Dasein und Entwicklung, sie *ist lebensfördernd, also biopositiv*.

Im seelischen Kranksein drückt sich dahingegen das Unvermögen aus, sich mit dem Leiden im weitesten Sinne des Wortes auseinanderzusetzen. Der Mensch wird überwältigt vom Leid oder er versucht, ihm zu entfliehen. Seelisches Kranksein ist, wie man es auch anders formuliert hat, die Regression in das Stadium der infantilen Geborgenheit, der Schutz- und Hilfsbedürftigkeit, weil die Kraft oder der Wille zur Bewältigung des Leides fehlen. Es führt daher zu einer inadäquaten Haltung zum Dasein oder entwickelt sich bereits aus einer solchen und ist so letzten Endes bionegativ. Diese Erkenntnis gibt uns das Recht, *seelisches Kranksein und körperliche Krankheit insoweit gleichzusetzen, als beides zum Objekt für ärztliches Helfen wird*, ein Helfen aus körperlicher oder aus seelischer Not.

b) Die Entstehungsbedingungen des psychogenen Krankseins
(Die Erlebnisrepräsentanz)

Wir haben am Beispiel der verschiedenen Formen psychoreaktiver Störungen im Entschädigungsverfahren bereits eine Reihe von Voraussetzungen für das Auftreten erlebnisbedingter seelischer Störungen aufgezeigt: Abnorme Charaktereigenschaften, erlebnisbedingte Fehlhaltungen, ungerechtfertigte Wünsche oder unbegründete Befürchtungen. Dies besagt aber nicht, daß auch der charakterlich durchschnittlich Strukturierte nicht unter besonderen Verhältnissen einmal mit einer Störung der Erlebnisverarbeitung reagieren kann. Hierbei handelt es sich meist um *situationsgebundene Reaktionen*, die dann auftreten, wenn das Individuum einem *Übermaß von Erlebnisdruck* gewissermaßen hilflos ausgeliefert ist. Die Leitgefühle derartiger situationsgebundener Reaktionen sind entsprechend dem Inhalt der meist in Frage kommenden Situationen Traurigkeit, Schreck und Angst (SCHNEIDER). Es entstehen hieraus die übercharakterlichen Primitivreaktionen, wie sie KRETSCHMER genannt hat, auf Schreck, Ängstigung, auf massive Bedrohung und die vielfältigen depressiven Reaktionen auf schicksalhafte Eingriffe in die Daseinsordnung, z. B. Verlust von Angehörigen, von Heimat, von

Beruf, Arbeit oder überhaupt des Lebensraumes. Nach JASPERS ist es nun das Kriterium der abnormen Reaktionen und Verhaltensweisen auf Erlebnisse, daß sie nach Aufhören ihrer Ursache abklingen, ein Grundsatz der auch von allen anderen maßgeblichen Autoren — wir nennen nur SCHNEIDER, KRETSCHMER, BRAUN — vorbehaltlos vertreten wird. Es erhebt sich nunmehr die Frage, ob auf diesem Wege, d. h. allein an diesem Kriterium eine scharfe Grenzziehung zwischen übercharakterlichen Erlebnisreaktionen auf der einen Seite und auf der anderen Seite von solchen Reaktionen möglich ist, die, auf einer charakterlichen oder ,,neurotischen" Abnormität beruhend, ungewöhnlich nachhaltig andauern oder sogar sich vertiefen und zu bleibenden Störungen führen können. Kehrt man diesen Satz einmal um, so würde er bedeuten, daß eine Persönlichkeit, die frei von charakterlichen Abnormitäten, Fehlhaltungen, unlauteren Wünschen usw. ist, von einem Erlebnis zwar vorübergehend erschüttert, niemals aber für dauernd gezeichnet werden kann. Eine derartige Ansicht scheinen vor allem jene eingangs zitierten Beobachtungen zu bestätigen, die über das Verhalten in Extremsituationen (Naturkatastrophen, Trommelfeuer, Bombenterror, Fluchtnöte, Kriegsgefangenschaft usw.) zusammengetragen wurden, da diese Ereignisse nach allgemeiner Erfahrung keine seelischen Dauerschäden bzw. bestenfalls stärker affektbesetzte Erinnerungen bei den Betroffenen zurückgelassen haben und höchstens zu vorübergehenden, rasch abklingenden ,,Randneurosen" führten. Diese Erfahrungen werden auch immer wieder als Beispiele dafür herangezogen, daß es *angeblich keine Grenze der menschlichen Trag- und Belastungsfähigkeit* gibt, ,,die seelische Belastungsfähigkeit des Menschen liegt im Unendlichen" (HOFF), und kein seelisch wirksam werdendes Ereignis in der Lage sei, das seelische Gefüge eines Menschen dauerhaft zu zerstören oder fortwirkend zu erschüttern und zu beeinträchtigen. Wir haben aber Bedenken, aus den angeführten Beobachtungen derart weittragende Schlußfolgerungen herzuleiten, denn sie sind eben lediglich an der durch die *äußeren* Umstände bestimmten Erlebnisintensität orientiert und lassen den unseres Erachtens in erster Linie maßgeblichen Faktor für die *innere* Verarbeitung außer acht, nämlich die *individuelle Erlebnisrepräsentanz*. Es ist eben nicht nur von der Intensität und der Dauer eines Geschehnisses abhängig, welche seelischen Wirkungen es auslöst, sondern in erster Linie von seiner spezifischen Bedeutung für das betreffende Individuum im Hinblick auf seine besondere Artung, seine lebensgeschichtliche Entwicklung, seine Wertbildungen und den auf solchem Hintergrunde und entsprechender innerer Haltung aus dem Ereignis erwachsenden Folgen. Für Untersuchungen über das seelische Wirksamwerden von Geschehnissen eignen sich nun die Erfahrungen über das Verhalten in den geschilderten Extremsituationen nur bedingt. Die Tatsache, daß man in ausweglosen Kampfsituationen, bei Fliegerangriffen, Naturkatastrophen oder in Gefangenenlagern praktisch keine abnormen Reaktionen zu sehen bekam, rührt weniger daher, daß der Mensch nun einmal jede erdenkliche Not seelisch ertragen kann, sondern daß er *in Extremsituationen von Notfallsfunktionen beherrscht* wird, die ihn zu übermenschlichen Leistungen, etwa auf der Flucht, befähigen, und die letzten rettenden Reserven auszuschöpfen imstande sind. Ebenso wie etwa Soldaten unter der Wirkung lebenserhaltender Notfallsfunktionen einmalige Strapazen unvorstellbarer Art bewältigen, um einer Gefangennahme zu entgehen, zu denen sie im zivilen Leben auch bei größter Willensanspannung niemals fähig gewesen wären, gibt es auch *psychische Notfalls-*

funktionen, durch die einerseits *psychische Energien freigelegt*, andererseits die *emotionale Resonanz* auf körperliche Not und existentielle Bedrohung *ausgelöscht* werden kann, damit der Mensch nicht von ihnen überwältigt wird. Man könnte in solchen Fällen von der biologisch sinnvollen Form eines „Emotionsstupors" — einer rettenden Gefühlsleere — sprechen. SCHULTE hat in einer lesenswerten Studie die Belastung als lebensförderndes Moment, als trophischen Reiz angesprochen, die geeignet sei, ungeahnte körperliche und seelische Kräfte zu mobilisieren. Er hat aber auch am Beispiel der *Entlastungsreaktion* mit Manifestation nicht nur psychischer Reaktionen, sondern auch körperlicher Krankheiten und psychotischer Zustände darauf hingewiesen, daß sich die Belastung in einem biologisch eben noch angemessenen Rahmen halten muß. Unseres Erachtens wird man gerade auf Grund solcher Erfahrungen die individuelle körperlich-seelische Widerstandsfähigkeit und die Fähigkeit zur Mobilisierung letzter Reserven als Grenze ansehen müssen und *nicht* das gelegentlich erstaunliche Maß solcher Widerstandsfähigkeit *als Beweis für die schlechthin unendliche Belastungsfähigkeit des Menschen*. Man muß die individuelle Widerstandsfähigkeit vielmehr als Auswirkung einer *biologisch begründeten und in ihrer Wirksamkeit begrenzten Notfallsreaktion* betrachten, die möglicherweise den vegetativ-humoralen Umstellungen des von SELYE beschriebenen Adaptionssyndroms nahesteht. Aber sie bleibt eben individuell verschieden. Dieser Gedanke liegt auch deshalb nahe, weil die fast *einförmig* zu nennenden, überwiegend *körperlich-sympathicotonen* Erscheinungen nach schweren psychischen Belastungen (z. B. die vegetativen Schreck- und Angstreaktionen) viel eher eine *Verwandtschaft* zu den *körperlichen Nachwirkungen physischer Belastungen* erkennen lassen, als zu der unendlichen Vielfalt von Konversionssyndromen neurotischer Art auf seelische Konflikte, was für ein *Dominieren somatischer Regulationsumstellungen* über psychoreaktive Faktoren *in der* sogenannten *Extremsituation* spricht. — Ein weiterer Einwand gegen eine Verallgemeinerung der zitierten Erfahrungen über die psychische Verarbeitung schwerster Belastungen erwächst aus der Tatsache, daß es sich hierbei eigentlich nur um *ichfremde Kollektiverlebnisse* handelt, die ganz vom Bewußtsein der Bedrohung der körperlichen Integrität, d. h. also einer unmittelbaren, momentanen, *ganz realen Notsituation* beherrscht sind. Hiermit ist noch nichts ausgesagt über die Wirkung von Erlebnissen, die den innersten Wesenskern berühren und zur Auseinandersetzung mit tieferen existentiellen Werten der Person führen, also über die Wirkung auf den Sinngehalt des Daseins an sich, die Stellung des Einzelnen gegenüber dem Kollektiv, über Freiheit, Selbstverwirklichung und harmonische Lebenserfüllung.

Das seelische Wirksamwerden eines Ereignisses — und nur dann sprechen wir gegenüber dem einfachen „Erleben" des Alltags von einem „Erlebnis" — ist zunächst abhängig von *quantitativen Faktoren*, die im wesentlichen durch die Intensität und die Dauer der Einwirkung bestimmt sind. Die Tatsache, daß verschiedene Menschen auf ein und dasselbe Ereignis außerordentlich unterschiedlich reagieren, läßt aber erkennen, daß man verbindliche Maßstäbe nicht allein an einem einfachen Ursache-Wirkungs-Verhältnis gewinnen kann. Man muß als weiterer Faktor die individuelle emotionale Erschütterungsfähigkeit, Beeindruckbarkeit und Aufwühlbarkeit hinzunehmen, die als innerseelisches *qualitativenergetisches Moment* charakter- und temperamentsgebunden und damit angeboren,

d. h. in der Anlage verankert ist. Von ihr hängt es ebenso wie von der Qualität des „Exogenen" ab, wie sich die seelische Resonanz auf ein Ereignis gestaltet, wie es verarbeitet und beantwortet wird; ob ein negativer Eindruck verwunden oder als affektstarker Komplex zu intrapsychischen Störungen Anlaß gibt, oder ob positive Eindrücke auf einen fruchtbaren Boden fallen und gefühlsstarke, gesinnungsbildende Wirkungen entfalten. Wir kommen aber mit diesen beiden Faktoren immer noch nicht aus, wenn wir uns ein Bild der Erlebniswirkung auf eine Persönlichkeit machen wollen, vielmehr müssen wir noch drittens ein *qualitativ-dynamisches Moment* berücksichtigen, das den *eigentlichen persönlichkeits-adäquaten Faktor* darstellt, der durch die Wechselwirkung von Erlebnisinhalt und der gesamten *lebensgeschichtlichen Situation des Inviduums* — der „historischen Modalität des Geschehnisses" im Sinne von STRAUSS — bestimmt wird. Das heißt mit anderen Worten, daß ein Erlebnis seinen subjektiven Bedeutungs- und Sinngehalt aus der Beziehung zwischen seinem Inhalt und der besonderen individuellen Bedeutung, der „individuellen Repräsentanz" (STRAUSS), für die Person gewinnt. Hiervon hängt es also ebenfalls noch ab, von welcher Qualität die jeweilige seelische Erschütterung für die einzelne Person ist, welche Wandlungen von Haltungen und seelischen Vollzügen die Persönlichkeit erfährt, und in welchem Sinne sie durch das Erlebnis *geprägt* wird.

Versuchen wir, die Beziehungen zwischen einem Geschehnis und seinen seelischen Auswirkungen — dem Erlebnis — in ihren komplizierten Zusammenhängen schematisch darzustellen, so müssen wir also davon ausgehen, daß ein Ereignis einmal durch seine Intensität und seine kollektive Verbindlichkeit in Bezug auf das menschliche Dasein von sich aus zu einer seelischen Erschütterung führen kann: Zum Beispiel der Tod eines nahen Angehörigen, der Verlust des Arbeitsplatzes, die Austreibung aus der Heimat oder die erlebte leibliche Bedrohung. Das Ausmaß der Erschütterung ist weiter mitbestimmt durch die emotionale Differenziertheit sowie die charakterologische und Temperamentsstruktur des Individuums und in diesem seelischen Bereich von der Wechselwirkung bestimmter Grundeigenschaften abhängig, wie sie EWALD in ihrem Zusammenwirken und ihrer gegenseitigen Bedingtheit in seinen Charakterogrammen zu fassen versucht hat. So gewinnt z. B. ein Geschehnis erst durch die überstarke Beeindruckbarkeit einer Persönlichkeit oder ihr Unvermögen zur Verarbeitung seinen seelischen Bedeutungswert, oder es wird umgekehrt bei mangelhafter emotionaler Ansprechbarkeit oder betont rationaler Steuerung nur vorübergehend, vielleicht aber auch gar nicht wirksam sein. Schließlich wird die Qualität der Erschütterung aber auch noch bestimmt durch den lebensgeschichtlichen Sinn des Ereignisses für den Einzelnen. In einem reifen Menschen, der schon eine bestimmte Stellungnahme zur Vergänglichkeit des Daseins bezogen hat, wird z. B. der Tod des Vaters seelisch anders nachklingen, als in einem jungen Menschen, für den dies die erste Konfrontation mit dem Tode bedeutet, und bei dem noch eine gefühlsstarke, rein kindhafte Elternbindung besteht.

Wir unterscheiden also zwischen der *kollektiven Repräsentanz* eines Geschehnisses, die sich aus dessen Intensität und allgemeinen Verbindlichkeiten herleitet, der *charakterlichen Repräsentanz*, die sich aus der besonderen Beziehung der Inhalte zu der angestammten Wesensstruktur ergibt, und schließlich der *seinshistorischen Repräsentanz* aus seiner subjektiven, lebensgeschichtlichen Modalität, dem eigentlichen seelisch-individuellen Bedeutungsgehalt. Eine solche Betrachtungsweise läßt unseres Erachtens besser die Beziehungen zwischen Geschehnis und Erlebniswirkung erkennen, als wenn man lediglich versucht, seine Maßstäbe an der Quantität des Ereignisses zu gewinnen. Aus ihr erhellt auch besser, welche Voraussetzungen für das Auftreten seelisch-reaktiver Störungen vorliegen müssen und mit welchen innerseelischen Wirkungen im Augenblick und auf die Dauer seitens eines Ereignisses zu rechnen ist.

Schematisch würden sich diese Verhältnisse etwa in der folgenden *dynamischen Erlebnisformel* darstellen lassen:

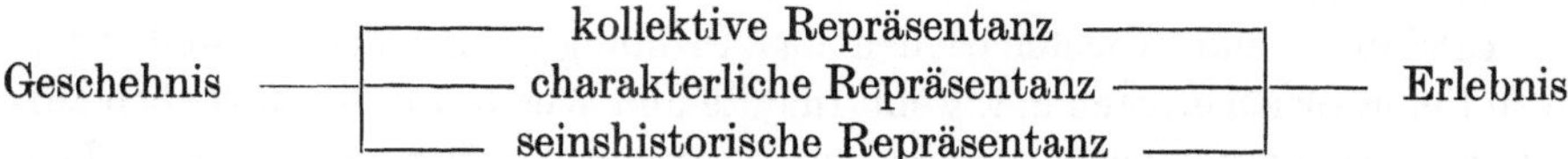

Aus dieser Formel ist ersichtlich, daß ein Geschehnis sowohl durch die besondere Ausprägung der einen dieser drei Qualitäten — also durch seine Intensität, seine besondere Beziehung zur Wesensart oder seine individuelle Bedeutung — seelisch wirksam werden kann, oder aber, daß es erst durch das Zusammenwirken mehrerer spezifischer Momente seinen Stellenwert innerhalb der Persönlichkeit gewinnt. Ausmaß, Dauer und Qualität der seelischen Erschütterung sind nun abhängig davon, welche Faktoren im Einzelfalle dominieren. Die *ichfernen*, nur durch die *kollektive Repräsentanz* erlebnismäßig wirksam werdenden *Geschehnisse* mögen zwar zu vorübergehenden schwersten Erschütterungen führen (leibliche Bedrohung, Schreck, Ängstigung usw.), hinterlassen aber keine nachhaltigen seelischen Spuren, solange sie die *Daseinsordnung des Individuums nicht antasten*. Dies erhellt die durchweg günstige Prognose der hieraus entstehenden sogenannten *übercharakterlichen Erlebnisreaktionen* etwa auf Schreck, Ängstigung oder Bedrohungen (die man mit Schultz auch als „Fremdneurosen" bezeichnen kann), unter die auch die von Kretschmer beschriebenen Primitivreaktionen zu subsummieren wären.

Bei den *Persönlichkeitsreaktionen* im Sinne Kretschmers und Ewalds dominieren dahingegen die *charakterlich repräsentanten Facetten* des Geschehnisses, wie überhaupt bei all jenen abnormen Erscheinungen, die wir als *psychopathische Reaktionen* beschrieben haben. Ihr Wegbereiter ist nicht die Geschehnisintensität an sich, sondern die in der Anlage verankerte Wesensart: So kann ein belanglos erscheinendes Ereignis durch seine besondere, charakterstrukturbedingte Verarbeitung der Ausgangspunkt einer mehr und mehr unkorrigierbaren krankheitswertigen Persönlichkeitsentwicklung sein, wie etwa bei der sensitiven oder paranoischen Entwicklung, bei der Zwangskrankheit oder dem Abgleiten in eine Sucht, bei der ja im allgemeinen die Ursache im Grunde nicht das Schmerzerlebnis und die erste Begegnung mit dem Alkaloid, sondern die individuelle charakterliche Veranlagung ist.

Schließlich ist in der *Neurose* — im eigentlichen psychogenen Krank*sein* — die *seinshistorische Repräsentanz* des Geschehnisses der eigentlich maßgebliche Faktor der Ausprägung, Erscheinungsform und Tiefe. Unverarbeitete, existentielle Konflikte, eine nur trügerische Harmonisierung der Beziehungen zum Dasein, falsche individuelle Wertnormen, Beeinträchtigung von Lebenserfüllung und Selbstverwirklichung bilden hier den Hintergrund, auf dem sich unter der Wirkung repräsentanter innerer oder äußerer Erlebnisse die abnorme Haltung bis zum seelischen Kranksein entwickeln kann. Psychotherapie bedeutet ja im Letzten nichts anderes, als die Hilfe, die wir dem Kranken zur Gewinnung neuer Wertsetzungen, Ordnungen und einer neuen, normadäquaten Haltung in die Hand zu geben versuchen.

Wir sprachen in dem Kapitel über die Neurosen davon, daß die Grenzen der Psychotherapie im charakterlich-biologischen Untergrund der Neurose liegen, d. h. also dort, wo bei der erlebnisbedingten Verbiegung der Persönlichkeit die Wirksamkeit charakterlich repräsentativer Faktoren beginnt. Es gibt aber auch *Grenzen der Psychotherapie*, die aus dem *Hintergrund der Persönlichkeitshaltung* erwachsen: Wenn durch die *übermächtige seinshistorische Repräsentanz* schicksalhafter Erlebnisse und Konstellationen das Ordnungsgefüge der Persönlichkeit einen zu tiefen Bruch erlitten hat, wenn Inhalte und Werte, auf die das Leben aufgebaut war, *unwiederbringlich zerstört* wurden, wenn der Mensch in seinem Leid und seiner Not durch Jahre in die Isolierung gedrängt, nicht mehr an der Kommunikation mit der Gemeinschaft teilhat, und wenn hierbei der *Lebensabschnitt überschritten* wurde, in dem die *Persönlichkeit formbar* ist und neue Wertbildungen und Zielsetzungen erringen kann. Es sind dies jene — wenn auch wenigen — Fälle, von denen MÜLLER-SUUR sagt:

„Es zeigt sich nämlich, daß, wie es unheilbare Krankheiten gibt, es auch unheilbares seelisches Leid gibt, das sich im Kranksein äußert und dem abzuhelfen nicht menschenmöglich ist, — dem wir nur ergriffen gegenüberstehen können, in der Ergriffenheit innewerdend unseres eigenen menschlichen Unvermögens und zugleich der Ahnung der Möglichkeit einer Hilfe und eines Trostes, den wir „göttlich" nennen, ohne zu wissen, was Gott ist."

Wir möchten dann nicht mehr von Neurose, sondern von *erlebnisbedingtem Persönlichkeitswandel* sprechen.

c) Der bionegative — krankheitswertige — Persönlichkeitswandel

Die Entwicklung einer Persönlichkeit ist eine Funktion seinshistorisch-repräsentativer Erlebnisse, durch die auf dem Untergrund der angestammten Wesensart und mitbestimmt von den intellektuellen Entwicklungsmöglichkeiten sich das abspielt, was wir Reifung, Differenzierung, Anpassung, Gesinnungsbildung und Erwerb von Lebenstüchtigkeit nennen. Ohne die stete Wandlung und Prägung durch Erlebnisse im weitesten Sinne des Wortes, durch Begegnungen, Kommunikationen und auch leidvolle Erfahrungen würde der Mensch ein seelenloser Automat, eine rein biologisch-tierhafte Existenz bleiben, dem das eigentliche metaphysisch-sinnhafte menschliche Sein verschlossen wäre. *Seinshistorisch repräsentante Erlebnisse sind* daher im anthropologischen Sinne *persönlichkeitsprägend*, und zwar nicht allein durch das Ausmaß der erlebnisbedingten einmaligen Erschütterung und der hiervon abhängigen Nachdauer und Affektbesetzung, sondern in erster Linie durch die *mit dem Erlebnis sich vollziehenden inneren Wandlungen* und erlebnisbedingte Gestaltung der *individuellen Seinsform*. So kann z. B. aus der Wiederbegegnung mit dem Werk eines Dichters oder Philosophen, die beim erstenmal indifferent blieb, später eine bestimmende Leitlinie für das Dasein erwachsen, weil sich inzwischen der geistige Horizont geweitet hat, neuaufgetauchte, ungelöste Probleme nunmehr angesprochen und erhellt werden. Eine tief-schmerzliche Erfahrung kann die bislang oberflächliche Einstellung zum Leben wandeln, die innere Haltung vertiefen, und neue, gesinnungsbildende Werte vermitteln. Ebenso gibt es natürlich auch prägende Einflüsse im negativen Sinne durch wiederholte Enttäuschungen, Fehlschläge, Versagung der Lebenserfüllung oder durch den permanenten Einfluß eines schädlichen Milieus, durch die die Haltung einer Persönlichkeit verbogen werden, erstarren und in ihren positiven Radikalen verkümmern kann. Es sind dies aber noch Abläufe und Wandlungen, die sich an sich im Bereich des Normalpsychologischen bewegen, und die noch nicht im eigentlichen Sinne krankheitswertig zu werden brauchen. Sie werden nur dann einen *neurotisierenden Einfluß* haben, wenn es zu neuen, nicht zu bewältigenden persönlichkeitsspezifischen Erlebnissen kommt, wenn die *Erlebniswirkung bionegativ wird.*

Wir wissen aus der Neurosenlehre, daß gerade die Kindheits- und Entwicklungsphase von entscheidender Bedeutung für die Ausbildung von Haltungen im weitesten Sinne des Wortes ist. Während die rein analytischen Forschungsrichtungen, beginnend bei FREUD bis zu der neopsychoanalytischen Schule von SCHULTZ-HENKE, die maßgeblich neurotisierenden Einflüsse in frühkindlichen seelischen „Traumen" sehen — eine unseres Erachtens spekulative, und nur sehr mit Vorsicht zu gebrauchende unbewiesene Hypothese —, sind aus dem Arbeitskreis um KRETSCHMER wertvolle Untersuchungen über die *reifungsbiologischen Faktoren,* die Folgen einer Störung des puberalen Instinktwandels, die Probleme der Retardierung und der seelischen Einflüsse auf die Heranwachsenden hervorgegangen. Wer Psychotherapie treibt, wird bei seinen Patienten immer wieder auf die besondere Bedeutung der gestörten Erlebnisverarbeitung in der *Reifungsphase* stoßen und immer wieder gerade diesen Lebensabschnitt analytisch „aufzuarbeiten" haben. Dies versteht sich auch aus unseren obigen Ausführungen, da der junge Mensch in diesem Abschnitt gewissermaßen in das Leben tritt, sich mit ihm und seinen Problemen erst auseinanderzusetzen beginnt und gerade hier der sozusagen unbestellte Acker durch prägende, repräsentante Erlebnisse gepflügt und gesät wird.

Aber auch eine *reife,* geprägte und harmonische *Persönlichkeit* kann durch Erlebnisse nicht nur wachsen und an Gehalt gewinnen, sondern auch leider durch ihre übermächtige seinshistorische Repräsentanz *unwiderruflich gewandelt,* in ihren Zielsetzungen und Wertbildungen verbogen, ja zerbrochen und durch den Verlust des Daseinsinhaltes und die Unmöglichkeit einer neuen Ausrichtung in einen krankheitswertigen Leidenszustand — in eine *bionegative Haltung* — gedrängt werden.

Ein Beispiel für eine solche bionegative Umprägung, d. h. also einen erlebnisbedingten Persönlichkeitswandel bieten in unseren Tagen zahlreiche *Entwurzelungsreaktionen* bei Flüchtlingen, die wir als psychoreaktives Massenphänomen in den letzten Jahren in ungezählten Fällen und allen erdenkbaren Gradausprägungen in unseren Sprechstunden sahen. Sie gestalteten sich bei den Personen, die psychisch unelastischer, endgültig geprägt und biologisch dem Lebenskampf nicht mehr gewachsen waren ungleich nachhaltiger als bei denen, die als jüngere und psychophysisch rüstigere ihr Dasein auf neue Ziele ausrichten konnten. Für die Ersteren bedeutete nicht selten die Entwurzelung und Entbergung, der Verlust von Lebensinhalt, Heimat und angestammtem Daseinskreis zusammen mit dem Bewußtsein des Unwiederbringlichen einen *unheilbaren Bruch der Daseinsordnung,* dem gerade ältere und nicht mehr formbare Personen durch die immer neue Konfrontation mit dem Alltagselend des Flüchtlings und die Verpflanzung in einen ihnen wesensfremden Lebenskreis oft nicht gewachsen waren. Es braucht sich in solchen Fällen nicht immer um behandlungsbedürftige psychiatrische Krankheitsbilder zu handeln. Weit verbreiteter sind jene „stillen Entwurzelungsreaktionen" (JANZ), die, durch das „depressive Grundgefühl der Ungeborgenheit" gekennzeichnet, zu einer „Schwächung der positiven Selbstwertgefühle und der Selbstsicherheit" geführt haben. Bei vielen dieser Menschen hat „die Zeit" nicht geheilt, sondern durch die Unwiderruflichkeit die Kluft im Lebensfortgang gegenüber früher nur vertieft, und jene unabdingbaren lebensfördernden Impulse wie Freude, Hoffnung, Optimismus und Tatkraft sind verlorengegangen. Im Lärm des gegenwärtigen „Wiederaufstieges" stehen sie aber beiseite, sind die Minderzahl und werden übersehen. Wir sehen jene Menschen aber häufiger in der Sprechstunde: Vornehmlich sind es ältere, emotional differenzierte Frauen, die vorgealtert und verbraucht wirken, die in stiller Resignation von einer kärglichen Rente oder Unterstützung auf einem kleinen Dorfe leben, genügsam, anspruchslos, vom Leben nichts mehr erwartend. In den ersten Jahren haben sie vielleicht versucht, ein wenig zur Rente zuzuverdienen, aber sie konnten mit den anderen nicht Schritt halten. Sie reiben sich am täglichen Kleinkrieg mit dem Hauswirt und den Ämtern auf, dem sie nicht mehr gewachsen sind, sind schüchterne, leicht verletzliche, bescheidene und zurückhaltende Menschen, für die das Gestern unwiederbringlich vergangen ist, die hilflos dem Heute gegenüberstehen und für die es kein Morgen gibt. Sie kommen nur selten wegen typischer psychoreaktiver Störungen in die Sprechstunde, sondern meist wegen körperlicher Beschwerden und Krankheiten, also bevorzugt jener „Intimformen" von Neurosen (v. BAEYER), hinter denen nicht als treibendes Moment der Kampf um etwas, das Anrufen der Umwelt, das Sich-zur-Schau-stellen oder das zweckvolle Ausweichen steht. *Matte Resignation*, die seelische *Adynamie*, die *Entdifferenzierung*, der Verlust lebensfördernder psychischer Energien und die *farblose depressive Gestimmtheit*, die mit ängstlicher Selbstunsicherheit verbunden ist: Komponenten des seelischen Wandels, aus denen heraus sie keinen Abstand mehr zum „Ich" haben, durch die sie von körperlicher Mißbefindlichkeit immer wieder überwältigt werden.

Wir können bei diesen Menschen *vielleicht Krankheiten heilen*, wir können sie *aber nicht* „gesund machen", ihnen *ihr Kranksein* nehmen, weil es aus tieferen Wurzeln kommt als nur körperliche Störungen. Es sind dies Fälle, die weitab von den Begriffen der Neurose oder der abnormen Erlebnisreaktion im eigentlichen Sinne stehen, die unseres Erachtens besser gekennzeichnet sind durch den Begriff des erlebnisbedingten Persönlichkeitswandels. Die Determinanten des „Krankseins" sind hier nicht mehr ein Ausweichen oder ein Versagen — es wäre ja auch ein vergebliches Bemühen gewesen, und viele sind vielleicht gerade deshalb auf der Strecke geblieben —, eine Suche nach Krankheitsgewinn oder Geborgenheit. Daß es so etwas auch gibt und wohl sogar häufiger, ist nur zu begreiflich und gerade gutachtlich oft eine schwere und psychotherapeutisch differenzierte Aufgabe. Wenn man aber in den unbeeinflußbaren Kopfschmerzen oder Rückenbeschwerden der oben geschilderten Fälle, in den zahlreichen Organstörungen oder den hartnäckigen Neuralgien, mit denen die Entwurzelten zu uns kommen, überhaupt einen Sinn sehen, einen „Krankheitsgewinn" suchen will, so ist es nicht jener, den wir bei den eigentlichen Neurosen kennengelernt haben, sondern ein anderer, tiefexistentieller, durch den das Erleiden „materialisiert" und ins Körperliche übersetzt wird, weil sonst das größere Leiden an der Sinnentnahme des Daseins auf die Dauer nicht zu ertragen wäre.

Interessante Beobachtungen zur psychiatrischen Morbidität von Umsiedlern und Heimatvertriebenen sind unlängst von EBERMANN u. MÖLLHOFF veröffentlicht worden und zwar an Hand der Aufnahmestatistik einer badischen Heilanstalt aus den letzten 10 Jahren. Es zeigte sich, daß die Erkrankungshäufigkeit an abnormen Erlebnisreaktionen und behandlungsbedürftigen psychopathischen Zuständen bei der Gruppe vertriebener Donaudeutscher etwa 5mal höher lag, als bei der einheimischen Bevölkerung, bemerkenswerterweise ohne daß gleichzeitig eine Steigerung der Morbidität an Psychosen beobachtet wurde. Aus den Krankengeschichten und Lebensschicksalen der Patienten zeigte es sich, daß die Erkrankungshäufigkeit an reaktiven Störungen besonders nach brüskem Wechsel der Lebensumstände zunimmt, vor allem, wenn dieser Wechsel ein schroffer war, und sich Schwierigkeiten beim zwischenmenschlichen Zurechtfinden in der neuen Lage ergaben. Dies sogar, wenn eine nennenswerte materielle Verschlechterung mit der Entwurzelung gar nicht verbunden war, oder zumindest die materiellen Verluste durch gute Arbeitsbedingungen rasch aufgeholt werden konnten. Obwohl subjektiv meist die Erlebnisse der Austreibung und die materiellen Verluste als pathogene Faktoren beschuldigt wurden, sehen die Autoren doch die maßgeblichen Ursachen in der mit der Austreibung verbundenen Entwurzelung und Entbergung, dem Rangverlust mit Fehlen von Anerkennung und Abseitsstehen im neuen Lebenskreis, der Verpflanzung in ein nach Kultur, Sitte, Mundart und Lebensstil anderes Milieu. — Übereinstimmende Beobachtungen stammen aus dem ausländischen Schrifttum von LIBUS-TYHURSE, die die bei Einwanderern gehäuft auftretenden nervösen Störungen (Müdigkeit, Schwäche, Schlaf- und Appetitlosigkeit auf der körperlichen und depressive Verstimmungen bis zu paranoischen Reaktionen auf der seelischen Seite) als Folge der Entwurzelung und Verpflanzung in einen fremden Kulturraum mit affektiver Isolierung und daraus resultierenden Störungen der Anpassung ansehen.

Unsere Beobachtungen an Entwurzelten sollen nur ein Beispiel für das geben, was wir erlebnisbedingten Persönlichkeitswandel nennen möchten. Ähnliches sahen wir übrigens auch an manchen nach dem Zusammenbruch jahrelang der Ächtung anheimgefallenen nationalsozialistischen Idealisten, um ein weiteres Beispiel zu nennen. Wir sind aber insofern hiermit etwas vom Thema abgekommen, als es sich bei den zugrundeliegenden Erlebnisqualitäten nicht um entschädigungspflichtige Ereignisse handelt. Wir sehen an derartigen Fällen aber immer wieder ein sehr wesentliches Moment, nämlich die *geringere Stabilität* gegenüber dem Erlebnisdruck, die stärkere Starrheit und Fixierung und das geringere Vermögen zum Sich-zurück-finden *bei älteren Personen*, die biologisch nicht mehr elastisch und psychisch nicht mehr in dem Maße umstellungsfähig wie jüngere sind. Die stärkere Ausgewogenheit der psychischen Kräfte und die an Erfahrungen gewonnene Prägung des reiferen Menschen verleihen ihm einerseits eine *größere Erlebnisstabilität* als dem Heranreifenden, lassen ihn aber umgekehrt *schwerer neue Wege und Inhalte finden*, wenn das seelische Gefüge einen zu tiefen Bruch erlitten hat.

Die Behandlung solcher Menschen stellt für den Arzt im allgemeinen eine ungewöhnlich schwierige, vielfach unlösbare Aufgabe dar. Für den Gutachter erwächst aber aus diesen Reaktionen und Wandlungen keine Problematik — es sei denn die Aufgabe einer differentialdiagnostischen Abgrenzung gegenüber Kriegsleiden oder Unfallfolgen —. Ganz anders liegen die Dinge dann, wenn wir uns gutachtlich mit der Nachwirkung von Erlebnissen oder Konstellationen zu befassen haben, die grundsätzlich entschädigungspflichtig sind. Hier stehen wir vielfach vor einer neuen Problematik, wenn es gilt, krankheitswertige Nachwirkungen seelischer Erschütterungen — also einen erlebnisbedingten Persönlichkeitswandel — in Beziehung zu bestimmten Ereignissen zu bringen. Wir möchten daher im

Folgenden die Voraussetzungen und Bedingungen besprechen, unter denen ein
innerer Zusammenhang zwischen seelischen Störungen und vorausgehenden entschädigungspflichtigen Ereignissen anzunehmen ist, nachdem wir die Vorfrage,
ob überhaupt krankheitswertige Dauerverbiegungen der Persönlichkeit durch Erlebnisse denkbar und möglich sind, bejaht haben. Als Beispiel hierfür wählen wir
die Ergebnisse unserer Untersuchungen eines größeren Kreises *politisch Verfolgter* des Dritten Reiches aus, bei denen ja entsprechend den Bestimmungen des
Bundesentschädigungsgesetzes grundsätzlich sämtliche Auswirkungen der erlittenen Verfolgung entschädigungspflichtig sind, sofern ein Zusammenhang hin-
reichend wahrscheinlich gemacht werden kann, unbeschadet der Tatsache, ob es
sich um körperliche oder seelische Folgen dieser Ereignisse handelt. Wir stellen
zunächst einige besonders charakteristische Fälle und Verläufe an Hand unserer
Krankengeschichten dar:

1. Der 1895 geborene Kaufmann N. stammte aus einer wohlsituierten Kaufmannsfamilie
einer norddeutschen Großstadt und besuchte die Oberrealschule bis zur mittleren Reife. Zusammen mit seinen Eltern trat er früh von der mosaischen zur lutherischen Religion über.
Nachdem er den kaufmännischen Beruf erlernt hatte, ging er 1914 als Kriegsfreiwilliger zu
einem Infanterieregiment, in dem er bis zum Kriegsende an der Front stand und mit dem
EK I und II ausgezeichnet wurde. Nach dem Tode des Vaters übernahm er dessen Textil-
geschäft und erbte ein größeres Wohnhaus. In der Ehe mit einer Nichtjüdin hatte er eine
Tochter. Bis 1933 lebte er in gesicherten Verhältnissen, hatte im Kreise anderer wohlhabender
und angesehener Bürger regen geselligen Verkehr, war aktiver Sportler und im Vorstand eines
Rudervereins.

Wegen Überhandnehmens der Judenpogrome gab er 1933 sein Geschäft auf und lebte von
den Einkünften aus seinem Hause und aus einer Tätigkeit als Vertreter für eine Reihe von
Geschäftsfreunden. In den folgenden Jahren zogen sich die alten Bekannten immer mehr von
ihm zurück, er wurde aus dem Sportklub ausgeschlossen und von seinen Mietern verächtlich
behandelt, denen gegenüber er sich als Jude nicht mehr durchzusetzen vermochte. Nach einer
Mißhandlung in der „Kristallnacht" 1938 mußte er das Haus zwangsweise für einen Spottpreis
veräußern, da er seinen Anteil an der „Judenbuße" nicht aufzubringen vermochte. Unmittelbar danach wurde er zwangsweise aus seiner Wohnung evakuiert, mußte im Verlaufe weniger
Monate mehrfach wegen Protestes der anderen Mieter die neubezogene Wohnung räumen und
wurde schließlich auf dem Hinterhof einer Mietskaserne in einer ehemaligen Waschküche ein-
quartiert. In der Folgezeit, insbesondere nach Kriegsbeginn, kamen weitere Beschämungen und
Entwürdigungen hinzu: Zwangsverpflichtung zu Schwerstarbeit, der er nicht gewachsen war,
Hungerrationen auf besonders gekennzeichnete Lebensmittelkarten, Tragen des Judensterns,
Bespöttelung durch Kinder und eine mehrwöchige „Schutzhaft" durch die Gestapo mit
häufigen Mißhandlungen. Ab 1942 kamen Ausgehverbot bei Dunkelheit und bei Zunahme der
Fliegerangriffe das Verbot, einen Luftschutzkeller aufzusuchen, hinzu. Seine — „arische" —
Ehefrau wurde immer wieder gedrängt, sich scheiden zu lassen; sie weigerte sich aber, obwohl
er es ihr mehrfach anbot. — „Jeder Tag brachte etwas Neues: Wir waren verfemt, geächtet
und ausgestoßen; wir lebten unter Menschen, die uns nicht mehr als Menschen ansahen. Man
wurde auf der Straße angepöbelt, von den Mitbewohnern gemieden, von der Gestapo vorge-
laden oder bei Haussuchungen schlimmer als ein Verbrecher behandelt." — „Wir wagten uns
nicht mehr auf die Straße, sahen in jedem Menschen einen Verfolger, und wenn Schritte die
Treppe zu unserer Wohnung heraufkamen, fuhren wir zusammen: Vielleicht holen sie uns jetzt,
und wir folgen den anderen, die nicht wiederkamen und von denen wir nie wieder etwas gehört
haben." — „Wissen Sie, was es heißt, mit einem Judenstern am Mantel in den Laden zu gehen,
die mit dem Stern gestempelten Karten über den Ladentisch zu reichen und dann zu erleben,
wie andere zur Seite gehen oder einen wieder wegdrängen bis man vom Verkäufer barsch und
verächtlich abgefertigt wird, . . jahraus, jahrein?"

„In den ersten Jahren haben wir noch hassen, weinen und mit unserem Schicksal hadern
können, dann wurde es immer leerer, es war nur noch die Angst, die einen nicht mehr verließ.
Vor jedem Blick schrak man zusammen. Die Angst lähmte alles, den Körper, das Denken, die

Entschlüsse, und es gab nichts mehr, woran wir uns aufrichten und auf was wir hoffen konnten. Als man mich ins KZ abholte, habe ich das stumpf über mich ergehen lassen; was auf dem Transport alles Schreckliches mit mir und den anderen geschah, das weiß ich gar nicht mehr, so ausgebrannt war man."

N. entging als einer der wenigen, im Sommer 1945 an seinen Heimatort zurückgekehrt, dem Abtransport in ein Vernichtungslager. Die Ehefrau war getrennt von ihm in ein Arbeitslager gebracht worden, aus dem sie nach einer Hepatitis schwerkrank zurückkehrte. N. versuchte in den folgenden Jahren mehrmals vergeblich, wieder als Handelsvertreter zu arbeiten, wurde aber wegen schlechter Abschlüsse immer wieder gekündigt. Er erhielt für den wirtschaftlichen Verfolgungsschaden eine Abfindung, die aber für die Bezahlung der notwendigsten Anschaffungen und der Arzt- und Krankenhausrechnungen der chronisch leberkranken Frau verbraucht wurde. Gesundheitliche Störungen wurden von der Entschädigungsbehörde auf Grund zweier ärztlicher Gutachten nicht anerkannt, worauf er beim zuständigen Gericht Klage erhob.

Sein seelisches Befinden schilderte N. bei der Begutachtung etwa folgendermaßen: Er sei ständig traurig verstimmt, habe keinen Mut, keine Entschlußkraft, keinen Optimismus mehr. Obwohl Jahre seit der Verfolgung vergangen seien, lebe er noch unter einem ständigen Druck, der ihn überall hemme und lähme. Er könne sich nur schwer zu etwas entschließen, und das meiste bleibe dann doch unausgeführt, weil er sich zu nichts aufraffen könne. Am liebsten gehe er gar nicht oder nur bei Dunkelheit aus dem Hause, denn am Tage fühle er die Blicke der Passanten auf sich gerichtet, beziehe die Unterhaltungen im Laden, in der Straßenbahn und an der Haltestelle auf sich: „Die Angst verläßt mich nicht mehr. Ich spüre körperlich, wie sich alles in mir verkrampft. Es gibt Tage, an denen fühle ich mich so schlecht, daß ich gar nicht aufstehe oder zumindest nicht vor die Tür gehe, weil mich eine unsagbare Angst lähmt und ich fürchten muß, daß die Beine ihren Dienst versagen." — „Ich kenne keine Freude mehr. Woran und worüber soll ich mich freuen ? Mit wem soll ich mich freuen ? Wir beide sind einsam geworden, die Menschen haben uns ausgestoßen, wir finden nicht zu ihnen zurück und sie finden nicht mehr zu uns. Wir kennen zwar eine Reihe von Leidensgefährten, aber worüber sollen wir miteinander sprechen ? Wir können uns nicht helfen und wir können einander nichts geben, wir haben Furcht, über das zu sprechen, was wir durchgemacht haben. Was vor diesem allem lag, ist für uns unwiederbringlich, mit dem was jetzt ist, werden wir alle nicht fertig und eine Zukunft gibt es für uns nicht mehr."

2. Die 1895 geborene Ehefrau L., die gleichfalls in einer Mischehe lebte, mußte in den Jahren nach 1938 miterleben, wie ihre 5 Geschwister auf Grund ihrer Rassenzugehörigkeit nacheinander nachts von der Polizei abgeholt und mit der Bahn abtransportiert wurden. Der 70jährige Vater wurde 1940 auf der Straße so schwer mißhandelt, daß er an den Folgen verstarb. Die Mutter verstarb ebenfalls im Kriege an Unterernährung, nachdem man sie zwangsweise aus dem eigenen Hause in ein Altersheim für Juden übergeführt hatte, dessen Einrichtung und Betreuung jeder Beschreibung spotteten. Ihr Ehemann verlor, da er in einer Mischehe lebte, mehrfach seine Stellungen und schlug sich mühsam von einem kärglichen Lohn durch, bis er 1943 in ein Arbeitslager übergeführt wurde. Das den Geschwistern aus einer Erbschaft gehörende Haus wurde zwangsweise verkauft und der Erlös für die Abdeckung der „Judenbuße" beschlagnahmt.

Von 1938 ab fanden bei ihr mehrfach Haussuchungen, Verhaftungen und Verhöre statt, bei denen sie auch mißhandelt wurde. „Für meine heranwachsenden Kinder gab es keine Bezugsscheine. Ich wußte nicht, was ich ihnen anziehen sollte; sie hatten keine Schuhe mehr und ich mußte für sie von Tür zu Tür betteln gehen bei Leuten, von denen ich glaubte, daß sie keine Nazis waren. Oft wußte ich nicht, was ich ihnen zu essen geben sollte, denn es kam immer wieder vor, daß uns der Kaufmann auf die kärglichen Marken nichts gab: Erst müssen die Deutschen satt werden, hieß es dann. Die Kinder mußten aus der höheren Schule, der Junge wurde sogar nachher vom Lehrherrn hinausgeworfen, weil ich Jüdin war. Ich durfte nicht einmal mit den Kindern zusammen auf die Straße, denn ich mußte den Judenstern tragen und durfte mit niemandem ohne Stern auf der Straße gehen oder stehen." — „Dreimal mußten wir die Wohnung wechseln, und zum Schluß wohnten wir in einem öffentlich gekennzeichneten Judenhaus". — „Niemand wollte uns mehr kennen: Im Laden rückten die Leute von mir weg, und die Kinder wurden auf der Straße gehänselt und geschlagen."

„Und dann die Schritte auf der Treppe und das Klingeln. In unserem Haus wohnten zum Schluß nur Juden, und immer wieder war irgendwo Haussuchung oder sie holten jemanden ab, der dann nicht wiederkam . . ., wenn wir Schritte hörten, saßen wir zitternd da und glaubten, daß wir jetzt dran seien." — „Dann holte man mir den Jungen ab, ins KZ, da bin ich zusammengebrochen, und kurz darauf haben sie mich geholt — mein Mann war schon weg — und ich mußte meine 14jährige Tochter zurücklassen; man erlaubte mir nicht einmal, sie zu anderen Leuten zu bringen!"

„Das Schlimmste in diesen Jahren war die Angst, in der man immer lebte, sie lag wie ein Druck auf uns, und wir wurden sie nicht mehr los: Wir waren ja Freiwild, jeder durfte uns anspucken oder als dreckiges Judenweib beschimpfen, und dann mußte man noch froh sein, wenn es nur bei Beschimpfungen blieb. Niemand war da, der für einen eintreten konnte; niemand wollte etwas von uns wissen, keiner kannte uns mehr. Sie kamen in unsere Wohnung und nahmen Sachen heraus, das Radio, Möbel und Schmuck, wir waren dann noch dankbar, daß sie uns nicht selber mitnahmen."

8 Jahre nach der Entlassung aus dem KZ wurde Frau L. durch uns untersucht. Die 58jährige Frau machte einen über ihre Jahre gealterten, müden und verbrauchten Eindruck. Zu Hause lebte sie zusammen mit ihrem Mann, die Kinder waren inzwischen verheiratet. Das Einkommen des Ehemannes sicherte ein sorgenfreies Leben. Von der Haftentschädigung hatte man den Hausrat wieder ausreichend ergänzen können. — „Wirtschaftliche Sorgen haben wir nicht, aber es ist alles anders geworden als früher. Wir haben schon vieles wieder erreicht, aber ich kann mich daran nicht freuen, denn ich komme von früher nicht los. Am liebsten gehe ich gar nicht vor die Tür, denn ich meine, daß man mir auf der Straße nachblickt wie früher. Ich glaube immer wieder noch ich trage den Judenstern, und die Leute flüstern hinter mir her oder rücken von mir ab. Unter vielen Menschen in geschlossenen Räumen überfällt mich eine solche Angst, daß ich wieder ins Freie muß. Ich kann deshalb auch nicht mehr ins Kino oder ins Theater gehen und ich wage mich nicht einmal in die Straßenbahn, denn ich denke immerzu, jetzt kommt gleich der Kontrolleur und schickt mich wie damals von meinem Sitzplatz weg auf das Perron oder einer, der neben mir sitzt, sieht meinen Judenstern und steht wieder auf." — „Ich kann den Gedanken an meinen Vater nicht loswerden, wie er nach der Mißhandlung starb, wie meine Mutter langsam verhungerte und wie meine 5 Schwestern nach Auschwitz abgeholt wurden und nicht zurückkamen." — „Wir leben allein für uns und kommen mit niemandem zusammen. Zu wem kann man denn noch Vertrauen haben, nachdem uns jahrelang alle gemieden haben? Wenn es klingelt oder nur jemand die Treppe heraufkommt, fahre ich zusammen und bin wie gelähmt; dann steht mir wieder alles vor den Augen wie es damals war, und ich komme vor Schwäche in den Beinen kaum bis zur Tür. Wenn mein Mann und die Kinder da sind, nehme ich mich nach Möglichkeit zusammen. Aber alles, woran sie sich freuen und worüber sie sprechen, liegt so weit weg von mir, und ich muß mich zwingen zu folgen und Interesse zu zeigen."

3. Der 1907 geborene Verwaltungsangestellte K., bis dahin in der Finanzlaufbahn gut vorwärts gekommen und bereits vor der Übernahme in das Beamtenverhältnis stehend, mußte 1933 als Halbjude fristlos aus dem Staatsdienst ausscheiden. Nachdem er in mehreren Arbeitsstellen aus rassischen Gründen immer wieder gekündigt worden war — aus denselben Motiven löste auch die Braut in diesen Jahren das Verlöbnis auf —, schlug er sich einige Jahre als Provisionsvertreter einer Versicherung für kärglichstes Geld durch und war auf die Unterstützung des Vaters angewiesen. Freunde und Bekannte wandten sich von ihm ab, von Hausbewohnern wurde er gemieden. Nach Jahren dieses ärmlichen Außenseiterdaseins wurde er 1939 zunächst zur Wehrmacht eingezogen — „dort fühlte ich mich sicher" —, dann aber auf eine Denunziation hin als wehrunwürdig entlassen und kurze Zeit darauf in ein Konzentrationslager überführt, wo er bis Kriegsende verblieb. „Wir waren etwa 10% rassisch oder religiös Verfolgte, die anderen waren Asoziale oder Schwerverbrecher. Die Kriminellen gaben als Capos den Ton an." K. mußte jahrelang bei kärglichster Ernährung im Lager schwerste Arbeit verrichten und kehrte 1945 mit 43 kg Körpergewicht in seine Heimatstadt zurück. Die Mutter und deren Geschwister waren inzwischen im KZ umgekommen, nur noch der Vater am Leben, aber schwer krank.

K. wurde nach mehrmonatiger Erholung wieder im Verwaltungsdienst eingestellt, konnte aber nicht in das Beamtenverhältnis übernommen werden, da er sich den noch notwendigen Verwaltungskursen und Prüfungen nicht mehr gewachsen fühlte. Er war dadurch 10 Jahre nach der KZ-Entlassung nur eine Gehaltsstufe über die von 1933 aufgerückt. Bei der Untersuchung klagte er über häufige Kopfschmerzen, Schlafstörungen und rasche Erschöpfbarkeit.

„In den ersten Jahren habe ich sehr unter den Erlebnissen gelitten; dann wurde es besser, vor allem nachdem ich geheiratet und einen Menschen hatte, der zu mir gehörte. Aber ich habe den Anschluß nicht wieder gefunden. Im Amt kann ich kein Verhältnis zu den Kollegen finden. Ich kann einfach nicht daran glauben, daß man mir wohl will. Ich fühle mich doch nur als Außenseiter, den man notgedrungen behält, weil er als politisch Verfolgter nun einmal nicht gekündigt werden kann. Freundschaften haben wir nicht angeknüpft, ich habe einfach kein Vertrauen mehr zu den Menschen, man kann mich doch nicht einfach jahrelang ausstoßen und es dann wieder ehrlich meinen." — „Was mir fehlt, ist mein früherer Unternehmungsgeist. In den ersten Jahren nach der Entlassung habe ich voller Hoffnung versucht, wieder zu alten Freunden und Liebhabereien zurückzufinden, aber damit ist es eben zu Ende, und ich habe meine besten Jahre sinnlos vertan." — „Ich nehme mir alles zu Herzen, bin leicht zu verletzen und empfindlich. Ich meine immer, daß man mich im Amt belächelt, und darüber redet, daß ich vieles falsch mache und es mir nur nicht sagen will. Wenn irgendetwas nicht so gegangen ist wie ich dachte, grübele ich immer wieder darüber nach, und brauche lange, um mein seelisches Gleichgewicht wieder zu finden. Dann ist mir auch zu Hause alles gleichgültig und leer, und ich mag manchmal 2—3 Tage lang kein Wort mit einem Menschen reden. Dann sind auch die Kopfschmerzen kaum zu ertragen."

4. Der 1908 geborene Facharbeiter G., ein sehr aktiver, betriebsamer politischer Idealist, geistig gut begabt und vielseitig interessiert, wurde 1933 wegen der Zugehörigkeit zu einer Linkspartei und aktiven Widerstandes gegen das damalige Regime zu 15 Jahren Zuchthaus verurteilt, die er ohne Unterbrechung bis 1945 verbüßte. — „Was soll ich viel aus dieser Zeit erzählen. Es war immer dasselbe, 12 Jahre lang. Kein Tag war anders als der vorhergehende. Schwere Arbeit, schlechtes Essen, barsche Behandlung und kleinliche Schikanen. Wenn man mal krank war, wurde nicht viel darauf gegeben. Weil ich es mit dem Magen zu tun hatte, bekam ich in den ersten Jahren manchmal Schonkost verordnet. Im Kriege hieß es dann aber: „Da haben Sie eben Pech gehabt", und ich bekam auch nichts anderes zu essen. Einmal habe ich versucht, von einer Außenarbeitsstelle zu fliehen, dafür bekam ich 8 Wochen Arrest. Im Kriege hätte ich nach einem Fliegerangriff einmal ohne weiteres weglaufen können, aber es war mir schon alles zu gleichgültig. Post und Besuch bekam ich nicht, die Geschwister waren alle Nazis geworden und wollten mit mir als Staatsfeind nichts mehr zu tun haben.

G. wurde wegen eines Magenleidens internistisch begutachtet und uns auf Grund seines auffallend stumpfen seelischen Verhaltens zur psychiatrischen Beurteilung überwiesen. Aus den Angaben und den Akten geht hervor, daß G. nach der Entlassung Anstellung beim Arbeitsamt einer Kleinstadt fand und zunächst bedürfnislos ohne Kontakt mit anderen in einer Dachkammer für sich lebte. Später baute er sich von seiner Haftentschädigung ein Häuschen weit außerhalb des Stadtrandes, wo er sich nach Dienst aufhielt und einen kleinen Garten bestellte. Von Vorgesetzten wurde er als einzelgängerischer Sonderling geschildert, der seine Aufgaben gleichgültig-automatenhaft, wenn auch zufriedenstellend erledige. Er lebe nur für sich, habe keinen Kontakt mit Kollegen und freunde sich auch in anderen Kreisen nicht an. Er hatte inzwischen nicht geheiratet und keine Beziehungen zum anderen Geschlecht aufgenommen. „Die Menschen sind mir alle so gleichgültig geworden. Was die anderen reden, das interessiert mich gar nicht mehr. In den ersten Jahren bin ich hin und wieder mal zum Sportplatz und ins Kino gegangen, aber das bedeutet mir alles nichts mehr." — Politisch hatte G. sich nicht mehr betätigt: „Wissen Sie, das war früher; das ist für mich jetzt so unwichtig, es kommt ja doch alles, wie es kommen soll, ich gehe auch gar nicht zur Wahl." — „Ich habe extra draußen gebaut, ich kann die Enge nicht ertragen, dann bekomme ich Angst. Ich bin immer froh, wenn ich aus der Stadt herauskomme. Die Menschen sind so anders als ich, mich will ja keiner mehr haben, ich kann ja auch keinem etwas bedeuten." — „In den ersten Jahren der Haft habe ich noch viele Pläne gemacht und mir vorgestellt, was ich alles tun werde, wenn ich wieder herauskomme. Jetzt will ich nur meine Ruhe haben und so viel arbeiten, daß die Langeweile getötet wird und ich zu leben habe." — Den Rentenantrag hatte G. übrigens erst gestellt, nachdem er häufiger längere Zeit wegen eines Magengeschwürs krank geschrieben wurde und aus diesem Grunde bei seiner Dienststelle die Kündigung zu befürchten hatte.

Bei der Auswahl dieser Fälle aus dem Kreise der von uns behandelten und begutachteten politisch Verfolgten haben wir einmal darauf Wert gelegt, *typische Situationen und Schicksale aufzuzeigen*, zum anderen nur solche Fälle aufzuführen, bei denen sich an Hand objektiver Unterlagen die Kontinuität der seelischen Störungen seit Beendigung der Verfolgung bzw. ihre Feststellung schon zu Zeiten, als noch keinerlei rechtliche Grundlagen für eine eventuelle Berentung vorlagen, nachweisen ließen. In den beiden ersten Fällen lagen schon aus der Zeit vor dem Zusammenbruch 1945 Berichte über Behandlungen wegen depressiver Reaktionen, ängstlich-paranoisch gefärbter Störungen und ausgeprägterer vegetativer Symptomatik als Auswirkung der ständigen Bedrohung vor. Wir haben ferner nur solche ausgewählt, bei denen aus Lebensgeschichte, Verhalten und Wesensart weder *abnorme Charakterzüge* noch *anders gelagerte neurotische Konfliktsituationen* zu erkennen waren. Sie erscheinen uns als beispielhaft für das, was wir als erlebnisbedingten, bionegativen Persönlichkeitswandel bezeichnen möchten.

Im Gegensatz zu den psychiatrisch seit der Jahrhundertwende häufig untersuchten seelischen Störungen nach extremen Angst- und Schrecksituationen, deren auf die Dauer gesehen geringe pathogene Bedeutung wir oben erörtert haben, stehen wir hier vor einer quantitativ und qualitativ *neuartigen Erlebnissituation*, die durch das makabre und hoffentlich einmalige Experiment des Dritten Reiches für zahllose Personen geschaffen wurde, und das nur ein geringer Bruchteil von ihnen überlebte. Sie ist in ihrer wohl einmaligen seinshistorischen Repräsentanz keinesfalls einer zeitlich begrenzten und sei sie noch so schweren leiblichen Bedrohung gleichzusetzen, da ihr Hauptangriffspunkt in ganz anderen und tieferen Schichten, denen des eigentlichen menschlichen Seins, zu suchen ist. Es begann in diesen und in zahllosen anderen ungenannten Fällen mit der brüsken Vernichtung der materiellen Existenz, dem Verlust des Lebensinhaltes und der Unterbrechung der Lebenskontinuität, an deren Stelle ein ärmlich-kärgliches Dasein trat. Der Lebensinhalt, die Frucht jahrelangen Mühens und die Quelle von Hoffnung und Streben nach Fortschritt versiegten. Hinzu trat eine umfassende menschliche Entwürdigung und Erniedrigung in jeder nur denkbaren Form, systematisch und grausam konsequent, bis in das Detail abgestimmt auf eine fortgesetzte Diskriminierung, Schmähung, Kränkung und Ängstigung, die nach und nach jeden inneren Wertbesitz, jeden Stolz, Glauben, Hoffnung und die Zuversicht zerstören mußten; durch die die Betroffenen, ausgestoßen und geächtet, in ihrer nackten menschlichen Not von der Gemeinschaft nicht nur verlassen, sondern noch verhöhnt, entehrt und äußerlich gezeichnet wurden. War so auf der einen Seite dem Dasein der Sinn entzogen, so wurde sein Bestand darüberhinaus ständig in Frage gestellt: Verhaftungen, Verhöre, Haussuchungen, Mißhandlungen, die ständige Furcht vor Wiederholung der körperlichen Quälerei und der Verhaftung; und schließlich das endgültige Verschwinden immer neuer Leidensgefährten, bis es jeden eines Tages traf und er interniert wurde: in Auschwitz, Theresienstadt usw., wo man in stumpfer Apathie nur noch darauf wartete, bis man den Weg der anderen ging, und dann nur durch das Überstürzen der Kriegsereignisse mit dem Leben davonkam. Es sind dies Menschen, die die tiefste menschliche Not bis ins Letzte durch sieben, zehn und zwölf Jahre auskosten mußten, wehrlos ausgeliefert einem Schicksal, das seinesgleichen im 20. Jahrhundert bisher nicht hatte. Für andere, die sich rechtzeitig durch Emigration dem härtesten Schicksal entziehen konnten, erwuchsen zum Teil aus der Emigration und der damit verbundenen Entwurzelung andersartige, aber gleichfalls nicht zu unterschätzende seelische Belastungen, denn nur wenigen namhaften Gelehrten und Künstlern bot sich ja neben dem rettenden Asyl auch die helfende Hand ihr Lebenswerk fortzusetzen. Die meisten, die oft unter unsäglichen Schwierigkeiten, Verlust allen Besitzes, Zurücklassen von Angehörigen und seelisch vielleicht schon gezeichnet von Inhaftierungen und Mißhandlungen das Ausland erreichten, fanden zwar Schutz und Rettung vor dem Schwersten, doch nicht allen — vor allem nicht den Älteren, Labilen, Passiven und Vitalitätsarmen — gelang die Anpassung an einen neuen, wesensfremden Lebenskreis, die Bewältigung der sprachlichen Schwierigkeiten, das Wiederbeginnen auf einer tieferen sozialen Stufe, so daß sie mehr und mehr in die Isolierung und Resignation gedrängt wurden.

Man wird eine besondere, früh erworbene Leidensfähigkeit und innerseelische Widerstandskraft oder umgekehrt ein hohes Maß von seelischer Abgestumpftheit voraussetzen müssen, wenn man von solchen Menschen erwartet, daß sie alle nach Wiedererlangung ihrer Freiheit oder nach geglückter Emigration in kurzer Zeit diese Erlebnisse überwunden und ihr Dasein an neuen Zielsetzungen ausgerichtet hatten. Für die meisten von ihnen, vor allem natürlich die besonders schwer betroffenen, bedeutete das Erlebnis jahrelanger Ächtung und Verfolgung oder der Entwurzelung durch Emigration eine einschneidende *Kontinuitätsunterbrechung der Lebenslinie*, einen nachhaltigen Bruch des seelischen Ordnungsgefüges, einen „Standverlust" i. S. VON ZUTT, und damit eine — für manche bionegative — Persönlichkeitsumprägung und Wandlung der inneren Seinsform, in deren Rahmen sie ihres inneren Wertbesitzes beraubt wurden, den neu aufzubauen nicht jedem gelungen ist. Das Verwinden gerade existentiell bedeutsamer Erlebnisse ist nicht oder nur zum Teil die Funktion eines Verblassens der Erinnerungen und der emotionalen Besetzung, das sich gewissermaßen als automatischer psychischer Akt vollzieht, mit dem man ohne Einschränkung rechnen kann. Es wird vielmehr bewirkt durch das Auftauchen neuer Inhalte, Werte und Zielsetzungen, die die Persönlichkeit in ihren Strebungen und Leitlinien umprägen, die ihr neue Impulse und positive Normen geben.

Überblicken wir den Kreis rassisch und politisch Verfolgter, die wir in den letzten Jahren begutachteten oder als Patienten behandelten, so finden wir auffällige Gemeinsamkeiten der psychischen Prägung, die uns immer wieder bei Menschen verschiedener sozialer und Bildungsschichten, unterschiedlicher Intelligenzgrade und psychischer Primärstruktur begegnen, sofern man sich auf solche mit einer in etwa durchschnittlichen emotionalen Differenziertheit beschränkt und jene mit abnormen Charakteranlagen und unterdurchschnittlicher Begabung ausscheidet. Es läßt sich das *psychische Bild des Geächteten* am besten umreißen als Auswirkung eines Verlustes des Kommunikationsvermögens, des Selbstwertgefühls und der Selbstsicherheit. Die Einstellung zur Umwelt hat sich gewandelt, an die Stelle des positiv-sinnerfüllten Daseins in einer Gemeinschaft, des Mit-anderen-in-der-Welt-sein, ist eine permanente *sensitive Scheu* und Eigenbezüglichkeit bis zur *paranoisch* gefärbten Unsicherheit gegenüber anderen getreten, das schmerzlich empfundene Abseitsstehen und Nichtzurückfinden des Ausgestoßenen. *Affektstarke Erinnerungen* an Beschämung und Erniedrigung nehmen der Umwelt und ihrem Geschehen die natürliche Harmlosigkeit und drängen sich *fast zwanghaft* gegen jede bessere Einsicht immer wieder auf. Die Vereinsamung bewirkt eine ständige Konfrontation mit der entstandenen inneren Leere und der Sinnentnahme des Daseins, das keinen Fortschritt und keine Hoffnungen mehr kennt,

dem die früheren Freuden, Abwechslungen und Liebhabereien schal und inhalts-
los geworden sind. Hieraus erwächst unseres Erachtens das besonders häufige
Angstsyndrom. Eine Angst, die sich aus der Furcht vor Quälereien, Beschämungen
und Tod in eine *Lebens*angst verwandelt hat, eine *permanente Angstbereitschaft,*
die aus den Erinnerungen immer neue Nahrung erhält, die erwacht bei Schritten
auf der Treppe, beim Klingeln an der Tür, aber auch körperlich beengend und
lähmend empfunden wird. Mißtrauen, Selbstunsicherheit, Verlust des Selbstwertgefühls und tiefe Angst hemmen und lähmen die psychische Aktivität, erschweren
Entschlüsse, lassen immer wieder müde resignieren, verzichten und keinen Weg
zum Nächsten finden. Das Aufatmen der Glücklicheren oder glücklicher Veran-
lagten ist ihnen versagt geblieben. Auch unter Leidensgefährten oder mit dem
Ehepartner hat man sich trotz warmherziger Zuneigung nichts mehr zu sagen,
es gibt keine Grundlage mehr für ein gemeinsames Gespräch, jenen eigentlichen
geistigen Akt einer Kommunikation, allenfalls noch über das gemeinsame Leid.
Die Personen, die wir untersuchten, waren stille, schwermütige Menschen von
auffallender *depressiver Adynamie,* stumm-resigniert, gehemmt, verzagt, aber
dankbar für ein mitfühlendes Wort und für eine Gelegenheit, sich einmal auszu-
sprechen. Gemeinsam bestanden also bei diesen und anderen Patienten mit gleichen und ähnlichen Schicksalen auffallend einförmig-farblose, adynamisch-depres-
sive Bilder, mitunter akzentuiert durch ängstlich-sensitive Züge bis zu Anklängen
an paranoische Einstellungen. Auf der Krankenstation still und bescheiden,
zurückhaltend und höflich, traten sie nicht hervor. Sie fanden keinen rechten
Kontakt zu den übrigen Kranken, bemühten sich aber nicht aufzufallen und sich
gut einzufügen. Wir vermißten in den beschriebenen und entsprechenden Fällen
völlig jene ansprüchlerisch-tendenziöse Haltung und das sthenisch-fordernde Auftreten, das den eigentlichen „Rentenneurotiker" kennzeichnet, wie auch queru-
latorische oder hysterische Züge. Am Rande darf erwähnt werden, daß wir hirn-
organischen Störungen durch Traumen, Unterernährung oder schicksalhafte Ab-
bauerkrankung durch geeignete Untersuchungen differentialdiagnostisch ausschließen konnten.

Wir glauben, daß unsere Untersuchungen dieses Personenkreises mit den dabei
gefundenen auffälligen Gemeinsamkeiten der psychischen Eigenart, die wir immer
wieder bestätigt fanden, einen Beitrag zu der Frage zu liefern vermögen, ob es
nicht doch eine Grenze der seelischen Trag- und Belastungsfähigkeit beim Menschen gibt. Das Versagen des charakterlich oder biologisch Abnormen in Grenzsituationen ist ein Kriterium dieses Personenkreises. Aber auch für den seelisch
„durchschnittlich" oder „normal" Strukturierten gibt es, wie Zutt an anderen
Beispielen aufgezeigt hat, *ordnungsspezifische Grenzsituationen,* seins-historisch-
repräsentante Erlebnisse, die einen Wandel der inneren Seinsform bedeuten und
es gibt äußere, schicksalhafte Konstellationen, wie auch biologische — aus dem
Lebensabschnitt erwachsende — Faktoren, durch die der Mensch nicht mehr
überwinden, sich nicht mehr neu ausrichten, und damit in keine bergende Ordnung zurückfinden kann.

Wir haben im vorhergehenden Kapitel darauf hingewiesen, daß es positive,
lebensfördernde, seinsbestimmende Erlebnisse von so hoher individueller Bedeutung gibt, daß sie einen Lebensweg und die Haltung einer Persönlichkeit für die
Zukunft bestimmen können. Wir sehen am Beispiel der Entwurzelungsreaktionen

und des Ächtungserlebnisses, daß ein übermächtiges äußeres Geschehen auch einen inneren, bionegativen Wandel bewirken kann, dem wir die *Qualität eines echten Krankseins zusprechen müssen*, weil er die Entfaltung positiver Persönlichkeitsradikale hemmt, lebensfördernde Impulse, wie Freude, Hoffnung, Glücks- und Lebensgefühl, Vertrauen, Selbstsicherheit und Wertbesitz untergräbt und damit durch die Unfähigkeit zur Verwurzelung, Anpassung und Entfaltung eine bionegative Seinsform bewirkt.

Mit diesen Ausführungen soll nun allerdings *keineswegs* gesagt sein, daß das, was wir einen erlebnisbedingten Persönlichkeitswandel nennen, *grundsätzlich die Folge* schwerer, ich-naher Erlebnisse ist. Selbstverständlich haben wir in der Gutachterpraxis auch reine Zweck- und Entschädigungsreaktionen, ferner individuelle Neurosen ohne Beziehung des Konfliktstoffes zum Verfolgungserlebnis gesehen. Wir wissen ferner sowohl aus dem Alltag als auch aus unserer Gutachterpraxis, daß andere, die jünger, stabiler und vielleicht auch von Haus aus unempfindlicher waren, die seelischen Folgen solcher Erlebnisse überwinden und sich neu ausrichten konnten. Wir haben keinen Zweifel daran, daß letztere in der Mehrzahl sind. Es ist dies aber — d. h. also ob das Erlebnis verwunden wird, oder ob eine bionegative Wandlung eintritt — keine vorgeschriebene biologische Gesetzmäßigkeit, und es wäre ein einseitiger Dogmatismus, im negativen Falle ohne begründeten Anhalt sogleich eine psychopathische Struktur, eine Wunscheinstellung oder die Ablösung durch anders geartete neurotisierende Faktoren zu unterstellen. Die Tatsache, daß die Ereignisse der letzten 20 Jahre für einen großen Personenkreis zum Teil jahrelange seelische Dauerbelastungen von einem bisher in einer zivilisierten Welt nicht vorstellbaren Ausmaß mit sich brachten, verpflichtet vielmehr voraussetzungslos zu prüfen, ob unsere bisherige Erkenntnis über die Erlebnisverarbeitung nicht zumindest in einigen Punkten einer Revision bedarf.

Wenn wir im Vorhergehenden versuchten, am Beispiel des Entwurzelungs- und des Ächtungserlebnisses Erscheinungsformen des erlebnisbedingten Persönlichkeitswandels nachzuweisen, so möchten wir nicht dahingehend verstanden werden, daß nur diese Erlebnisqualitäten geeignete Voraussetzungen darstellen. Es gibt selbstverständlich — und unser Jahrhundert ist hieran leider reich — auch andere Situationen, die für eine Person eine existentielle Bedeutung im Sinne einer negativen Umprägung erlangen können. In der Gutachterpraxis wird sich doch immer wieder einmal die Notwendigkeit ergeben, das Hineinwirken erlebnisbedingter Faktoren bei der Verursachung seelischer Störungsbilder durch entschädigungspflichtige Ereignisse wie *Kriegsgefangenschaft* oder *Zivilinternierung* zu erörtern, und wir haben den Eindruck, daß sich auch hier eine allmähliche Abwendung von einem allzu starren Dogmatismus der Betrachtungsweise anzubahnen beginnt. WILDE hat in jüngster Zeit eine Reihe, allerdings z. T. etwas anders gelagerter Fälle schwerer und anhaltender erlebnisbedingter Störungen mitgeteilt, über die vor Sozialgerichten zu entscheiden war. WILDE zitiert in seiner Arbeit solche, in denen zum Teil auf Grund von Gutachten von WEITBRECHT in besonders gelagerten Fällen auch psychoreaktive Störungen als Versorgungsleiden anerkannt wurden: In einem Falle handelte es sich z. B. um eine schwere, fixierte Angstneurose, entstanden aus extremen Belastungen in polnischer Zivilinternierung, in einem anderen um schwere psychoreaktiv-depressive Erscheinungen als Folge einer schweren Kriegsverletzung mit langem Krankenlager, zahl-

reichen Operationen und dadurch bedingtem Herausgeworfensein aus der Lebens-
bahn. Die Arbeit von WILDE und die darin enthaltenen Gutachten von WEIT-
BRECHT erscheinen uns gerade deshalb besonders wertvoll, weil sie die nicht ab-
zuleugnende Problematik solcher Entscheidungen in vollem Umfange würdigen
und keineswegs etwa — wie dies zu allen Zeiten immer wieder unkritisch geschehen
ist — grundsätzlich einer Anerkennung „neurotischer" Störungen das Wort
reden. Sie erkennen aber an, daß es mitunter schwere, fixierte, seelische Dauer-
fehlhaltungen gibt — ob man sie Neurose, Persönlichkeitswandel o. a. nennen
mag, ist in diesem Zusammenhang völlig belanglos —, bei denen der Zweckgedanke
völlig in den Hintergrund tritt. Auch LEFERENZ hat unlängst die Ansicht vertreten, daß sich doch in einzelnen solcher Fälle eine kausale Betrachtungsweise
aufdrängt, und selbst bei Annahme des Mitspielens eines Anlagefaktors die Relevanz des Kausalzusammenhanges nicht unbedingt auszuschließen sei.

Inzwischen sind — unabhängig von unseren Untersuchungen — 2 bemerkenswerte Veröffentlichungen erschienen, die sich speziell mit den psychischen Veränderungen bei politisch und rassisch Verfolgten beschäftigen und deren Ergebnisse sich in wichtigen Punkten mit unseren Anschauungen decken. v. BAEYER
bespricht in einer Untersuchung über die Freiheitsfrage in der forensischen
Psychiatrie auch die neuen Probleme, die sich aus den Erfahrungen an den Folgen
extremer Schädigungserlebnisse für die Gutachterpraxis ergeben, jene Erlebnisse,
die „tief in die vitale und moralische Existenz der Opfer eingegriffen und zum Teil
auch wirkliche Umstrukturierungen der Persönlichkeit, hartnäckige Dauerreak-
tionen depressiver, anankastischer, phobischer und organneurotischer Art hinterlassen haben, ohne daß dabei eine kompensatorische Willensrichtung maßgebend
erscheint, und auch ohne entscheidenden Einfluß von körperlichen Faktoren".
v. BAEYER weist bei diesen Personen vor allem auf die erlebnis- und reaktions-
formende veränderte *Ausgangslage* gegenüber jenen Menschen hin, die an der
Front oder in den Luftschutzkellern unerhörte Schrecken ausgestanden und seelisch überwunden haben: „Sie waren ohne Hoffnungsschimmer auf lange Zeit un-
absehbaren Gefahren, oft dem sicheren Tod ausgesetzt, völlig entehrt und ent-
rechtet, in eine absolute Nichtigkeit als Person hineingestoßen", während die
anderen „alsbald wieder von einer bergenden Gemeinschaft, von fürsorglichen
Institutionen umfangen" wurden, und ihre Rechte als Person, ihre Menschen-
würde und ihre Rechtsansprüche bewahrt wußten. Entwickeln sich dann aus solcher Ausgangslage unmittelbar oder nach Befreiung oder Entlastung neurotische
Dauerfolgen durch Versagen der Kompensationsmöglichkeiten, so könne es sich
dabei um eine zwangsläufige, von aktiver Stellungnahme und sekundärer Verarbeitung weitgehend freie Entwicklung handeln, die nicht nach dem Schema der
Rentenneurose zu beurteilen sei. Auch v. BAEYER nimmt wie wir an, daß die große
Mehrzahl der Terroropfer ohne *grobe* neurotische Desintegration davonkamen, in
nicht wenigen Fällen dürfte es aber doch zu „feineren Brüchen und Defekten der
Persönlichkeit" gekommen sein.

Während v. BAEYER keine eigene Kasustik darstellt, und sich zur Veranschau-
lichung auf Gutachtenfälle von TELLENBACH sowie KLAUE und BOSCH bezieht,
hat STRAUSS an Hand seiner eigenen New Yorker Gutachtenerfahrungen 2 Formen von nichtpsychotischen seelischen Störungen bei politisch Verfolgten beschrieben: Die chronisch depressiven Zustandsbilder — die „*Entwurzelungsdepres-*

sionen" — die in ihren Ausdrucksformen im wesentlichen den von uns beobachteten Fällen gleichen, und die Anpassungs- und Entwicklungsstörungen Jugendlicher — die *„Verwurzelungsreaktionen"* — in Form teils ängstlich-depressiver, teils charakteropathischer Bilder als Auswirkung des Verfolgungsdruckes, der Entbergung in den Entwicklungsjahren, des Miterlebens von Schreckenssituationen, des Herausreißens aus dem Familienzusammenhang. Gegenüber den natürlich ebenfalls beobachteten hysterischen Reaktionen Verfolgter, Angst- und Spannungszuständen, vegetativ-dystonen Erscheinungen oder verfolgungsfremden neurotischen Störungen sieht STRAUSS in diesen beiden Formen der Verfolgungsreaktionen einen ursächlichen Zusammenhang mit den schädigenden Ereignissen und befürwortet eine Entschädigung*.

Wir glauben schließlich, daß sich von unseren, als erlebnisbedingter Persönlichkeitswandel bezeichneten Fällen vielleicht Übergänge und Beziehungen aufzeigen lassen zu einer Gruppe depressiver Störungsbilder, auf die — wohl mehr als zufällig — erst in der Nachkriegszeit von WEITBRECHT die Aufmerksamkeit gelenkt wurde. Wir meinen hiermit die von ihm beschriebenen *endoreaktiven Dysthymien*, von denen er sagt, daß sie „mehr sind, als abnorme Erlebnisreaktionen und anders als endogene Depressionen". Er sieht bei diesen langgezogenen, durch Mißmut, weiche Traurigkeit und Hypochondrie gekennzeichneten Bildern häufig die *pathogenen Faktoren* in schweren Erschöpfungen, Dystrophie, konsumierenden Erkrankungen und vor allem *gravierenden seelischen Dauerbelastungen*, insbesondere bei Entwurzelung und „Verlust des bergenden Gehäuses". Diese Faktoren scheinen ihm eine gewichtigere Rolle zu spielen, als die gelegentlich beobachteten Erlebnismomente, die bei den echten Depressionen aus dem cyklothymen Formenkreis mitunter eine auslösende Rolle spielen (provozierte, „ausgeklinkte", endogene Depressionen im Sinne von LANGE). WEITBRECHT vermutet in Einzelfällen eine „Psychogenese dieser nach endogenen Gesetzen weiter verlaufenden Psychosen".

d) Definition

Die fast zum biologischen Gesetz erhobene Beobachtung, daß die seelischen Folgen schwerer Erlebnisse bei psychisch Gesunden grundsätzlich nach Aufhören der Belastung abzuklingen pflegen, läßt sich unseres Erachtens nicht in allen Fällen bestätigen. Ebenso, wie wir im positiven Sinne den prägenden und formenden Einfluß von Erlebnissen anerkennen, gibt es auch unter bestimmten Voraussetzungen extreme Erlebniskonstellationen, die nach Qualität und spezifischer Bedeutung für die Betroffenen von einer solchen individuellen Repräsentanz sind, daß aus ihnen eine innere Wandlung, ein Anderswerden der Seinsform und eine Umprägung im bionegativen Sinne resultiert, die als Dauerverbiegung unter bestimmten Voraussetzungen bestehenbleiben kann. Dort, wo einerseits durch äußere Ereignisse Lebensinhalt und Wertbesitz unwiderbringlich zerstört wurden, und andererseits z. B. aus biologischen Gründen eine Neuausrichtung der Persönlichkeit nicht mehr gelingt, werden wir mit mehr oder minder ausgeprägten Nachwirkungen der Erlebnisse rechnen müssen, die wir, wenn sie *die Gradausprägung eines echten Krankseins* erreichen, als erlebnisbedingten Persönlichkeitswandel

---

* *Nachtrag bei der Korrektur:* Im gleichen Sinne inzwischen auch KOLLE, K.: Nervenarzt **29,** 148 (1958).

bezeichnen möchten. Wenn auch derartige Fälle *zweifellos selten* sind, so wird man doch heute in der Gutachterpraxis eher sein Augenmerk auf sie richten müssen als früher, da gerade die Ereignisse der letzten 20 Jahre Situationen geschaffen haben, mit deren Folgen sich früher, weil sie nicht vorkamen, der Gutachter nicht zu beschäftigen hatte.

In solchen Fällen, in denen das innere Herauswachsen einer krankheitswertigen erlebnisbedingten Wandlung aus einer entschädigungspflichtigen Situation auch *bei reiflicher Prüfung* nicht von der Hand zu weisen ist, und in denen vor allem eine *Zweckausrichtung* oder eine anlagebedingt abnorme Reaktionsweise völlig *in den Hintergrund* treten, möchten wir im Gegensatz zu den übrigen, in den ersten 3 Kapiteln besprochenen psychoreaktiven Störungen eine *Entschädigungspflicht bejahen*.

III. Ergebnisse

a) Die differenzierte Betrachtung des Begriffs „Unfallneurose"

Die „Unfallneurose" ist als sozialmedizinisches Phänomen durch ihre Eigentümlichkeit als nicht organisches, psychoreaktives Syndrom in Beziehung auf ein entschädigungspflichtiges Ereignis relativ einfach zu umgrenzen. Versucht man aber, an Hand einer Reihe sorgfältig analysierter Fälle die Psychologie und Psychopathologie der Unfallneurosen zu erarbeiten, so zerrinnt dieser scheinbar einfache und klar umrissene Begriff unter den Händen und löst sich in eine Reihe von Zustandsbilder mit heterogenen Motiven und Motivationen auf, die eigentlich nur noch Äußerlichkeiten gemeinsam haben, in ihrer inneren Dynamik aber von den verschiedensten Faktoren bestimmt werden. Dies soll nicht etwa heißen, daß wir an der Überzeugungskraft der Beobachtungen und der darauf aufgebauten Deutungen früherer maßgeblicher Autoren irgendeinen Zweifel haben, deren Arbeiten von einer nicht zu verkennenden Bedeutung sowohl für die gesamte Sozialmedizin als auch überhaupt für die Vertiefung unserer Erkenntnisse über die abnormen seelischen Reaktionen geworden sind. Uns erschien aber eine erneute Überprüfung des gesamten Fragenkomplexes — ausgerichtet am heutigen Stand der Psychologie, Psychopathologie, Neurosenlehre und an Hand unserer eigenen Gutachtererfahrungen — deshalb gerechtfertigt und geboten, weil einmal der Widerstreit der Meinungen nach wie vor noch nicht zur Ruhe gekommen ist, und immer wieder Stimmen laut werden, die gerade an einer schematisch-verallgemeinernden Betrachtungsweise Anstoß nehmen (MASCHER u. a.). Zum anderen erfordert u. E. die aufgezeigte Rechtsunsicherheit, die in den letzten Jahren gerade auf zivilrechtlichem Sektor durch eine Reihe von Bundesgerichtsentscheidungen wieder evident geworden ist, ein Durchdenken der Problematik, das auf dem Boden der praktisch-empirischen Medizin und der Psychopathologie der abnormen Erlebnisreaktionen gewinnbringender und aufschlußreicher ist, als wenn man von rein spekulativen und in ihrem Wert für den medizinischen Bereich sehr umstrittenen erkenntnistheoretischen Untersuchungen ausgeht, wie wir sie bei DANSAUER u. SCHELLWORTH finden, und die, wie wir meinen, nur geeignet sind, die Dinge zu verwirren. Schließlich erfordern es Gerechtigkeit und ärztliches Gewissen, aus den Erkenntnissen über das Problem der Unfallneurosen keinen überspitzten Dogmatismus entstehen zu lassen, dessen moralisierende Starrheit den Blick für Phänomene

verschließt, die eine schicksalhafte Folge der Ereignisse der letzten 20 Jahre darstellen, und deren unvoreingenommene Beobachtung und Würdigung *nicht* —
wie man es uns gelegentlich in Gegengutachten vorgeworfen hat — dazu zu führen
braucht, alte gesicherte Anschauungen zu *erschüttern*, sondern lediglich dazu bei-
trägt, unsere Erkenntnisse zu *vertiefen* und zu *erweitern*.

Gerade die Beobachtung bionegativer — und mithin krankheitswertiger —
Änderungen der Persönlichkeitshaltung durch bestimmte seelische Dauerbelastungen und unsere dadurch angeregten Untersuchungen über die Erlebnisrepräsentanz und die Faktorenanalyse der Erlebniswirkung sind geeignet, die Beziehungen zwischen einem entschädigungspflichtigen Ereignis und den zeitlich
daran anschließenden psychoreaktiven Störungen besser zu erhellen, als sich von
vornherein einer Diskussion durch die Unterstellung verschiedener erkenntnistheoretischer Bezugssysteme zu entziehen. Zu einer befriedigenden Lösung wird
man jedenfalls nicht kommen können, solange man in der Vorfrage steckenbleibt
und nach dem Motto „nicht sein kann, was nicht sein darf" behauptet, daß es
einen Zusammenhang zwischen einem Erlebnis und psychoreaktiven Störungen
aus rein theoretischen Überlegungen im naturwissenschaftlichen Sinne nicht geben
kann, ohne dies am Phänomen der sehr verschiedenartigen abnormen Erlebnisreaktionen wirklichkeitsnahe zu begründen.

Wir meinen demgegenüber, daß man sich in seltenen, besonders gelagerten
Ausnahmefällen nicht der Ansicht verschließen kann, daß bestimmte Erlebnisse
eine — ganz allgemein gesagt — für lange oder dauerhaft krankmachende Wirkung haben können, so daß konsequentermaßen auch eine Entschädigungspflicht
dann gerechtfertigt erscheint, wenn der maßgebliche Akzent der Erlebniswirkung
in der Eigenart des von außen einwirkenden Geschehnisses selbst zu suchen ist,
und dieses Geschehnis schuldhaft durch einen Dritten herbeigeführt oder als
solches entschädigungspflichtig ist (Kriegsgefangenschaft, Internierung, rassische
oder politische Verfolgung usw.). Wir haben im vorhergehenden Abschnitt aufgezeigt, daß psychisches Kranksein aus rein äußeren Umständen dann erwachsen
kann, wenn ein Geschehnis eine übermächtige seinshistorische Erlebnisrepräsentanz für eine Persönlichkeit besitzt und damit zu einem nachhaltigen oder sogar
unwiderruflichen Bruch des seelischen Ordnungsgefüges führt, ohne daß unbedingt
ursächlich auch Faktoren aus einer abnormen Charakteranlage, Zwecktendenzen
oder anders gelagerten neurotischen Konfliktspannungen mit hineinzuspielen brauchen. Andererseits erkennen wir aus unserer dynamischen Erlebnisformel und den
hieran anschließenden Erörterungen, daß bei der überwältigenden Zahl entschädigungspflichtiger Ereignisse — Unfälle, Kriegsverletzungen usw. — die Erlebnisrepräsentanz der sie begleitenden leiblichen Bedrohung, des Erschreckens, der
Ängstigung oder der Schmerzen *nicht seinshistorisch* oder charakterbezogen, sondern
lediglich von allgemein menschlicher, d. h. *kollektiver Verbindlichkeit* ist, denn diese
tasten nicht das innere Seinsgefüge des Individuums an und heben es nicht aus
seiner bergenden Ordnung heraus. Deshalb wird bei ihnen eine Entschädigungspflicht — wenn überhaupt — nur in sehr eng begrenztem und zeitlich kurz bemes-
senem Rahmen zu bejahen sein. Echtes psychogenes Kranksein als Dauerzustand
bedeutet aber letzten Endes eine Wandlung der existentiellen Seinsform, und wenn
wir existentiell bedeutsame, repräsentante Erlebnisse für das Individuum nachweisen können, so muß auch eine entsprechende Dauer der Entschädigungspflicht

anerkannt werden, da das Kranksein nicht nur diesem oder jenem äußeren Ereignis zur Last gelegt werden kann, sondern der gesamten untragbaren Erlebenssituation (Gefangenschaft, Internierung, Verfolgung usw.) entspringt.

Wir begegnen nun im Entschädigungsverfahren häufiger Fällen von psychogenem Kranksein, d. h. also Neurosen im engeren Sinne oder quantitativ abnormen Persönlichkeitsentwicklungen, die zwar z. B. charakterogen und auch im Sinne des naturwissenschaftlichen Begriffs nicht krankhaft, in praxi aber durch ihren bionegativen Akzent krankheitswertig sind. Wir haben bei der Besprechung der psychopathischen Reaktionen und der Neurosen im engeren Sinne aufgezeigt, daß in einer ganzen Reihe solcher Fälle die Erlebnisradikale gar nicht in der Qualität des entschädigungspflichtigen Ereignisses liegen, und sie auch keineswegs immer durch die Wirkung zweckgerichteter, wunschbedingter Faktoren zustandekommen. Nach dem Wortlaut der grundsätzlichen Entscheidung des Reichsversicherungsamtes vom Jahre 1926 sind nun seelische Reaktionen nach Unfällen dann nicht entschädigungspflichtig, wenn sie lediglich dadurch zustandegekommen sind, daß der Verletzte sich aus Anlaß des Unfalles unter der Wirkung mehr oder minder bewußter materieller Wünsche in die Vorstellung hineingelebt hat, geschädigt zu sein. Wir sehen in solchen Fällen, wie wenig geglückt die Formulierung dieser Entscheidung ist, denn sie sieht das Kriterium der Entschädigungspflicht einer psychoreaktiven Störung entsprechend den Anschauungen der damaligen Jahre lediglich darin, ob sie durch ungerechtfertigte Wünsche oder durch die falsche Vorstellung, geschädigt zu sein, zustandegekommen ist oder nicht. Fälle, in denen ein echter seelischer Leidenszustand aber aus ganz anderen Wurzeln, z. B. aus ungelösten Berufs- oder Lebenskonflikten entspringt, und in denen der Rentenwunsch nicht die treibende Kraft darstellt, und so etwas gibt es sicherlich, müßten dann folgerichtig berentet werden. Eine solche Lösung wäre selbstverständlich nicht tragbar. Man sollte daher besser die Anwendung dieser Formulierung vermeiden und dafür die zu der jeweiligen abnormen Erlebnisverarbeitung führenden charakterogenen und seinshistorischen Faktoren aufzeigen und ihre Bedeutung im vorliegenden Falle erörtern. Hieraus erhellt im Einzelfall erst, wo die wirklichen Ursachen des Krankseins zu suchen sind: Ob z. B. der Unfall oder ein anderes Ereignis zwar den Anlaß gab, jedoch die wahren Wurzeln in einem unverarbeiteten und nicht bewältigten Ehekonflikt, in einem beruflichen Versagen, oder in einer besonderen Selbstwertkrise zu suchen sind, die naturgemäß nichts mit dem Unfall zu tun haben, deren Aufdeckung uns aber langwieriger und nicht selten unzutreffender Erörterungen darüber enthebt, daß etwa „Begehrungsvorstellungen", „Rentenwünsche" usw. die Triebfedern seien. Oder aber man wird an Hand des erkennbaren Mißverhältnisses zwischen den überhaupt möglichen Unfallfolgen und den abnormen Verhaltensweisen aufzuzeigen haben, wie weit die maßgeblich wirksamen charakterlichen Facetten für die vorliegende Reaktion verantwortlich zu machen sind.

Man wird diesen Ausführungen entgegenhalten können, daß derartige Erörterungen im Gutachten einen außerordentlichen Arbeitsaufwand durch psychiatrische Explorationen, Testuntersuchungen, Ermittlungen und zeitraubende klinische Beobachtung voraussetzen, der in der Alltagspraxis des Gutachters niemals zu bewältigen ist, so daß bei jeder „Unfallneurose" die Zuziehung eines psychiatrischen Gutachters erforderlich wäre. Dies ist in der überwiegenden Zahl der Fälle jedoch nicht notwendig, weil auf Grund der vertraglichen Abmachungen der

privaten Unfallversicherungen und der herkömmlichen Handhabung im berufs-
genossenschaftlichen Unfallrecht oder der Kriegsopferversorgung „seelische Schädigungsfolgen" ohnehin nicht berentungsfähig sind; die Feststellung der nicht-
organischen Natur vorgebrachter Beschwerden oder dargebotener Störungen
genügt im allgemeinen also, um die Verhältnisse klarzustellen. Anders liegen die
Dinge dagegen im Zivilrecht, d. h. also in erster Linie bei privaten Haftpflicht-
prozessen, da ja, wie auseinandergesetzt, die höchstrichterlichen Instanzen nach
wie vor auf dem Standpunkt stehen, daß es entschädigungspflichtige, ursächlich
verknüpfte seelische Unfallfolgen gibt. Wir wissen ferner auch nicht, wie sich die
Dinge in der noch im Aufbau begriffenen Sozialgerichtsbarkeit gestalten und evtl.
wandeln werden, denn es ist nicht gesagt, daß sich auch späterhin ihre höchsten
Instanzen an die grundsätzliche Entscheidung des Reichsversicherungsamtes gebunden fühlen werden. Auch hier erwächst ja die Entscheidung aus freier richter-
licher Meinungsbildung, und es ist zumindest nicht ausgeschlossen, daß in dieser
oder jener Entscheidung auch einmal die Gedankengänge des früheren Reichsgerichts und jetzigen Bundesgerichts Platz greifen. Bestrebungen, derartige Ent-
scheidungsgrundsätze durchzudrücken, sind jedenfalls von seiten der Kläger bzw.
ihrer Vertreter (Interessenverbände, Anwälte usw.) immer wieder aus den Klage-
formulierungen zu erkennen. Im Zivilrecht und vielleicht auch in der Sozialgerichtsbarkeit wird man jedenfalls bei Vorliegen psychoreaktiver Störungen nach
entschädigungspflichtigen Ereignissen nicht um eine eingehende psychiatrische
Überprüfung der Sachlage herumkommen. Die Kosten und der Arbeitsaufwand
stehen aber auch dann immer noch in keinem Verhältnis zu dem Schaden, der
sonst durch irrtümliche richterliche Entscheidungen auf Grund unzureichender
Sachaufklärung entsteht; sie lohnen sich auch schon deshalb, weil durch gründ-
liche Bearbeitung des jeweiligen Falles die späteren Instanzen entlastet werden,
und der Berufungsweg erschwert sein dürfte.

Aus diesem Grunde wollen wir im folgenden Abschnitt erörtern, welche neuen Gesichtspunkte sich auf gerichtspsychiatrischem Gebiet durch die Anwendung unserer
Untersuchungen bei der Zusammenhangsbeurteilung von „Unfallneurosen" ergeben.

b) Die zivilrechtliche Beurteilung der „Unfallneurose"

Wie wir schon ausführten, stehen wir im Gegensatz zu einer Reihe der zitierten
Autoren auf dem Standpunkt, daß sich die durch das Vorliegen einer „Unfallneurose" aufgeworfenen medizinischen Fragen auch unter Zugrundelegung der
juristischen Begriffe des „inneren" und des „äußeren" Zusammenhanges und der
Adäquenztheorie durchaus erörtern und dem Juristen plausibel machen lassen.
Wir sehen also in dem andersartigen juristischen Ursachenbegriff keinen Hinderungsgrund, einen medizinischen Zusammenhang auf seiner Grundlage zutreffend
zu beurteilen. Die Verhältnisse sind nur dann und solange schwierig und die Probleme scheinbar unlösbar, wie man sich für die „Unfallneurosen" ein sozusagen
festes Schema zurechtlegt, in das man den Einzelfall hineinzuzwängen versucht.
Wir haben gezeigt, daß hieraus immer wieder von neuem Widersprüche erwachsen
werden, die dann ungelöst bleiben, wenn man nicht im jeweiligen Einzelfalle die
Wurzeln der vorliegenden krankhaften Reaktion freilegt und damit von rechtlich
relevanten Tatbeständen ausgeht. Wir wollen versuchen, dies an Hand der von uns
gewählten Einteilung aufzuzeigen:

Bei den geradlinigen *Wunschreaktionen* ist die Frage der rechtlichen Zuordnung der dargebotenen oder geklagten Störungen im Grunde genommen sehr einfach dadurch zu entscheiden, daß es sich bei ihnen selbst bei großzügigster Auslegung des Krankheitsbegriffes um gar keine krankheitswertigen oder zumindest krankheitsähnlichen Erscheinungen und mithin um *keine Störung der Gesundheit im juristischen Sinne handelt.* — Kein Richter wird so weltfremd sein, überhaupt die Anerkennung dessen, was der Jurist unter einer Unfallneurose versteht, ernsthaft in Erwägung zu ziehen, wenn der Gutachter auf Grund seiner Untersuchungen *nachweisen* kann, daß behauptete Störungen oder Leistungsausfälle *nur in der Untersuchungssituation* bestehen und schon bei Ablenkung oder Abwandlung der Untersuchungsbedingungen verschwinden. Auf differenzierte Simulationsprüfungen und klinische Beobachtung in enger Zusammenarbeit mit geschultem Fachpersonal ist daher bei der Begutachtung solcher Fälle besonderes Gewicht zu legen. Aber auch wenn es nicht gelingt, oder es der Zeitmangel nicht zuläßt, den „Neurotiker" zu überführen, so mag man es ruhig gelten lassen, daß der Proband — wie der Jurist sich ausdrückt — „sich vorstellt, geschädigt zu sein". Gestützt auf die medizinische Erfahrung und die körperlichen Untersuchungsergebnisse wird man unschwer nachweisen können, daß diese „falsche Vorstellung" *nicht durch den Unfall* oder seine unmittelbaren Folgen, sondern eine *subjektive, irrtümliche Betrachtungsweise* der Dinge entstanden ist, die nicht dem Unfall, vielmehr den ungerechtfertigten Wünschen, maßlosen Ansprüchen, der Torheit, der Uneinsichtigkeit oder sonstigen Gründen von seiten des Betroffenen zur Last zu legen sind. Man trifft nun in den maßgeblichen Gerichtsentscheidungen immer wieder auf die sehr merkwürdige Vorstellung der Juristen, daß ein Unfall zwar keine körperlichen Schäden bewirkt habe — bis zu diesem Punkte pflegt man dem medizinischen Sachverständigen im allgemeinen Glauben zu schenken —, wohl aber durch den gleichzeitig stattgehabten „psychischen Schock" seelische Veränderungen in der Richtung eingetreten seien, daß die Willenskraft des Verletzten gelähmt und er „seine Begehrungsvorstellungen" nicht mehr habe bekämpfen können. Dies ist selbstverständlich eine völlig falsche Vorstellung von den Wirkungen, die ein „psychischer Schock" — also z. B. eine akute Schrecksituation — zu entfalten imstande ist, denn diese beschränken sich auf die dem Mediziner durchaus bekannten, überwiegend vegetativ-sympathicotonen Reaktionen, die erfahrungsgemäß nach kurzer Zeit abklingen und nicht wesentlich nachhaltiger sind als die Auswirkungen eines körperlichen Schocks nach Verletzungen. Aber selbst wenn man einmal bei etwas empfindlicheren und stärker beeindruckbaren Menschen ein längeres Nachklingen und eine vorübergehende Behandlungsbedürftigkeit wegen seelischer Schreckfolgen in Form allgemeiner nervöser Beschwerden unterstellen kann, so wird man keinesfalls hiermit eine Konzession an die juristischen Gedankengänge machen dürfen. Die Vorstellung, daß „Begehrungsvorstellungen" gegen den Willen einer Person aufkommen, auf Grund einer „Willenslähmung nicht bekämpft werden können", ist ohnehin eine irrtümliche Umkehrung und Verkennung der psychologischen Tatbestände. *Ein Streben nach materieller Bereicherung ist ein normalpsychologisches Phänomen, das nicht erst im Rahmen krankhafter seelischer Störungen aufkommt.* Ob jemand sein Handeln nach Begehrungsvorstellungen einrichtet und danach trachtet, diese zu verwirklichen, ist lediglich eine Frage der gegebenen Möglichkeiten, des Charakters und der Einsicht. Wer nach einem Bagatellunfall keine oder nur maßvolle Entschädigungsansprüche stellt, verhält sich so, weil er sich von vornherein von anderen Bestrebungen keinen Erfolg verspricht, oder weil er bescheiden ist, nicht aber weil er etwa erst seine Begehrungsvorstellungen erfolgreich bekämpft hat. Umgekehrt erwachsen maßlose Ansprüche nicht aus der Unfähigkeit, die Begehrungsvorstellungen zu bekämpfen, sondern aus Irrtum, Torheit oder Charakterlosigkeit. Dies aber sind Eigenschaften, die nicht nur vom Standpunkt des Psychiaters oder Fachpsychologen, sondern auch nach der vom Juristen so gern zitierten „vernünftigen Lebenserfahrung" *persönlichkeitsgebundene Eigenarten*, nicht aber Folge von Unfällen sind.

Bei den *Wunschreaktionen* besteht also auch im juristischen Sinne *kein* eigentlicher *Ursachenzusammenhang, sondern nur eine äußere Verknüpfung* derart, daß der Unfall, die Kriegsverletzung usw. lediglich den *Anlaß* zu ihrer Ausbildung hergeben. Von einer Kausalbeziehung im eigentlichen Sinne kann — ganz gleich mit welchem Kausalbegriff man arbeitet — im Grunde keine Rede sein. Die *Kausalität* ist vielmehr damit *durchbrochen*, daß die Reaktion erst sekundär sich aus falschen Vorstellungen, ungerechtfertigten Wünschen o. a. entwickelt, die nicht auf unfallbedingte körperliche oder seelische Schäden zurückzuführen sind.

Bei den *psychopathischen Reaktionen* scheinen die Dinge zunächst etwas schwieriger zu liegen, weil sie auf einer Persönlichkeitsabnormität erwachsen, und der Jurist im Vorliegen anlagebedingter Mängel keinen Hinderungsgrund für die Anerkennung von Schadensersatzansprüchen sieht, sofern dieselben sich durch einen Unfall verschlimmert haben. Die Gerichtsentscheidungen, in denen die Berentung einer „Unfallneurose" mit der Begründung anerkannt wurde, daß das abnorme Verhalten des Geschädigten aus einer bis zum Unfall gewissermaßen „schlummernden" psychopathischen Veranlagung erwachsen sei, die durch den Unfall aus der Latenz gehoben wurde, *verkennen* jedoch völlig den medizinischen *Psychopathiebegriff*, der das Bestehen einer psychopathischen Wesensart vor dem Unfall voraussetzen muß. Sie stellen *ungerechtfertigter*weise eine *Analogie* her *zu* latenten *körperlichen Mängeln*, die durch äußere Ereignisse, also z. B. einen Unfall nachweisbar krankheitswertig werden können. Der Rechtsgrundsatz, daß anlagebedingte oder vorbestehende körperliche Mängel einen Haftungsgrund nicht ausschließen, sofern sie durch ein äußeres Ereignis nachweislich verschlimmert wurden, ist ja auch im Unfall- und Versorgungsrecht durchaus gültig. Die Tatsache, daß z. B. eine bisher gut kompensierte Hirnarteriosklerose durch ein Schädeltrauma klinisch manifest werden, oder eine Multiple Sklerose durch Strapazen eine verhängnisvolle Verschlimmerung erfahren kann, ist in der medizinischen Wissenschaft bekannt, wird in der Gutachterpraxis durchaus gewürdigt und in der Entscheidung je nach Lagerung des Einzelfalles mit berücksichtigt. Derartige *objektive und klinisch nachweisbare Verschlimmerungen* sind aber *etwas völlig anderes* als die Auslösung einer psychopathischen Reaktionsweise durch einen äußeren Anlaß bei vorbestehender seelischer Abartigkeit, denn bei einer „psychopathischen Veranlagung" handelt es sich zunächst einmal um gar *keine Krankheit* im medizinischen Sinne, sondern nur um eine quantitativ abnorme, *charakterliche Variante*, die in der Anlage verankert ist und die zu den *unwandelbaren* Radikalen einer Persönlichkeit gehört. Ebenso wie der intellektuelle Begabungsstand kann die Charakterstruktur niemals durch Erlebnisse — ganz gleich welcher Art — in irgendeinem Sinne verändert werden. Eine Ausnahme bilden höchstens abnorme

Persönlichkeitsentwicklungen aus einer bestimmten psychischen Struktur heraus, wie z. B. die sensitive oder die paranoische. Hier können einmal sog. „Schlüsselerlebnisse", die also ursächlich zur psychopathischen Struktur passen, neben biologischen Momenten eine Bedeutung erlangen. Derartige Fälle kommen aber in der Begutachtung außerordentlich selten vor. Immerhin wird man unter besonders gelagerten Umständen nach reiflicher Abwägung aller Momente einen Ursachenzusammenhang mit Erlebnisfaktoren hier nicht immer von der Hand weisen können.

Etwas ganz anderes ist es natürlich, wenn sich durch eine traumatische Hirnschädigung organische Wesensveränderungen oder intellektuelle Ausfälle auf eine charakterliche oder intellektuelle Abnormität aufpfropfen. Hierbei handelt es sich aber nicht um eine echte Verschlimmerung der Psychopathie oder des Schwachsinns im Rechtssinne, sondern um körperlich begründete Unfallfolgen, die an der vorausgehenden Abnormität im Grunde gar nichts ändern, sondern nur ihr Erscheinungsbild zu vergröbern vermögen, wenn sie phänomenologisch ähnlich sind. (Zum Beispiel wenn ein erregbarer Mensch durch ein Hirntrauma explosibel wird oder ein sozial ausreichend angepaßter Schwachsinniger durch eine traumatische Demenz anstaltsbedürftig.)

Wenn eine psychopathische Persönlichkeit also auf einen Unfall abnorm reagiert, so geschieht dies nicht, weil sich durch den Unfall etwas an der Psychopathie geändert hätte, sondern weil sich in der *Grenzsituation die Abnormität bestätigt.* Für die abnorme Reaktion einer psychopathischen Persönlichkeit ist im Einzelfalle der *Unfall zwar eine Bedingung,* die nicht wegzudenken ist, er ist aber *kaum jemals eine adäquate Ursache* im Rechtssinne und somit nicht rechtlich relevant. Die Tatsache, daß der Unfall eine nicht wegzudenkende Bedingung ist, rechtfertigt im juristischen Sinne noch nicht allein die Entschädigungspflicht für eine zeitlich daran anschließende Neurose. Auch beim Falschspiel ist es ja eine nicht wegzudenkende Bedingung, daß ein Partner vorhanden ist; dieser ist aber deshalb, auch wenn er dumm oder unbedacht ist, nicht schuld daran, daß der *andere* falsch spielt.

Auch bei den psychopathischen Reaktionen ist der Zusammenhang mit dem entschädigungspflichtigen Ereignis im Rechtssinne nur ein äußerer, denn sie entstehen nicht schon aus der subjektiven Verarbeitung des Unfalles selbst oder einer etwa durch körperliche Unfallfolgen erklärbaren Änderung des seelischen Gefüges, sondern erst aus der subjektiven Verarbeitung der durch das Ereignis entstandenen Situation: Das heißt also z. B., der Möglichkeit, eine Entschädigung zu erlangen, aus der hierdurch aufgetauchten Gelegenheit, seinen „unfallunabhängigen" Lebensschwierigkeiten auszuweichen, aus der durch körperliche und seelische Unfallfolgen nicht begründeten Furcht, geschädigt zu sein, aus dem Wunsch, sich am Schädiger, am Arbeitgeber usw. zu bereichern, zu rächen oder aus noch anderen Motiven. Die Kausalität ist auch hier damit durchbrochen, daß diese sekundäre Verarbeitung der Unfallfolgen, ganz gleich in welcher Richtung, aus einer vorbestehenden Abnormität erwächst, die durch das Ereignis selbst keine Änderung erfahren hat.

Im Einzelfalle kann natürlich auch hier die Beweisführung schwierig werden, weil es erfahrungsgemäß außerordentlich schwerfällt, einem medizinischen Laien psychologische und psychopathologische Tatbestände klarzumachen, der mit dem

Wesen abstrahierender medizinischer Begriffe nicht vertraut und womöglich noch durch das effektvolle, mitleiderregende Auftreten eines Unfallneurotikers befangen ist: Der Simulant oder der Hysteriker, der z. B. nervenkrank sein möchte, verhält sich ja haargenau so, wie er sich als Laie ein „Nervenleiden" vorstellt: Er zittert, stottert, taumelt und kann 2 + 2 nicht zusammenzählen, womit er genau das trifft, was der kollektiven Vorstellung von einem Nervenleiden entspricht, in der ja auch der gebildete Laie im allgemeinen noch befangen ist — und hiervon macht auch der Richter nur selten eine Ausnahme. — Aus diesem Grunde wird man im Gutachten, am besten gestützt auf eine längere klinische Beobachtung, neben einer ausführlichen Besprechung der gebotenen Krankheitserscheinungen und auf Grund einer sorgfältigen Persönlichkeitsanalyse nachzuweisen haben, welche Erlebnisfaktoren und charakterlichen Hintergründe oder konstellativen Momente für die abnorme Reaktion ursächlich verantwortlich zu machen sind und deren Beziehung bzw. Unabhängigkeit vom Unfall ausführlich aufzeigen müssen.

Es wird in diesem Bereich gelegentlich auch einmal *Grenzfälle* geben, bei denen die Art und Weise der Reaktion zwar maßgeblich durch die Artung der Persönlichkeit bestimmt ist, und auch außerhalb des Unfalls bzw. seiner direkten Folgen liegende Erlebnisdeterminanten nicht zu erkennen sind: *Phobische oder sensitive Reaktionen* (siehe unseren auf Seite 48 beschriebenen Fall), reaktive Seelenstörungen auf schwere, unheilbare Schädigungsfolgen (langwieriges, schmerzhaftes Krankenlager, Erblindung, Lähmung, Verlust der Zeugungsfähigkeit usw.), d. h. also dann, wenn seinshistorisch differente Erlebnisfaktoren, die aus dem entschädigungspflichtigen Ereignis und seinen Folgen unmittelbar erwachsen, an der Ausbildung des seelischen Leidenszustandes mitbeteiligt sind.

Unter diese Gruppe könnte man z. B. auch folgenden von uns vor einigen Jahren begutachteten Fall rubrizieren: Der Patient M. erlitt bei einem Betriebsunfall eine komplizierte Tibiakopffraktur, die eine Tibiaosteomyelitis nach sich zog. Nach Beendigung der Krankenhausbehandlung wurde er gesund geschrieben und nahm auch seine Arbeit wieder auf, bis er nach 2 Monaten wegen eines Rezidivs erneut ins Krankenhaus mußte. In den folgenden Jahren mußte W. noch insgesamt 8mal wegen Osteomyelitisrückfällen für mehrere Monate ins Krankenhaus, wurde mehrfach operiert und jedesmal nach Abschluß der Behandlung in dem daraufhin erstatteten Gutachten als geheilt mit einer unter 20% liegenden Erwerbsminderung arbeitsfähig geschrieben. M. kehrte dann wieder an seinen alten Arbeitsplatz zurück, wo er unter den beruflichen Belastungen nach spätestens 2—3 Monaten wieder erkrankte. Nach der 9. Krankenhausbehandlung und Operation trat eine die Entlassung verzögernde Bewegungsstörung im operierten Bein auf, bei der es sich um eine typische psychogene Lähmung handelte, die jeder organischen Grundlage entbehrte, und deren Deutung als seelischer Schutzmechanismus angesichts der Vorgeschichte wohl klar auf der Hand lag.

Gewiß handelt es sich bei derartigen Zuständen nicht um Krankheiten im medizinischen Sinne. Man wird sich aber wohl nicht immer der Ansicht verschließen können, daß, wenn auch kein *berentungsfähiger Dauerschaden*, so doch eine *Indikation für eine* entsprechende *psychotherapeutische Hilfe* besteht. Es wäre unärztlich, einem Kranken für das zusätzlich aus einem Unfall oder seinen Folgen erwachsene seelische Leid die Hilfe zu versagen, wenn man sich in einem besonders gelagerten Ausnahmefall nicht der Ansicht verschließen kann, daß ein innerer Zusammenhang zwischen der Störung und dem entschädigungspflichtigen Ereignis besteht. Dies entspricht auch durchaus dem Rechtsgrundsatz von der *Wiedergutmachung des Schadens*, der ja an erster Stelle steht, während der Anspruch auf

Entschädigung nur aus denjenigen Schadensfolgen erwächst, die sozusagen nicht wiedergutzumachen sind. Man wird daher in solchen Fällen nicht in eine Kollison mit den Gepflogenheiten der Gutachterpraxis kommen, da man gleichzeitig selbstverständlich darauf hinweisen muß, daß eine *Berentung* andererseits wegen der *Gefahr des zusätzlichen Aufkommens von Wunscheinstellungen* und einer Fixierung an eine dauernd zu erwartende materielle Entschädigung gerade das, was oberster Rechtsgrundsatz ist, nämlich die *Wiedergutmachung* des Schadens, *verhindert*.

Diese Ausführungen über die rechtliche Zuordnung psychopathischer Unfallreaktionen lassen sich mutatis mutandis auch auf die Fälle von *Neurosen im engeren Sinne* anwenden, die uns im Entschädigungsverfahren begegnen. Auch hier besteht, wie wir in unseren Erörterungen auseinandersetzten, im Rechtssinne *nur ein äußerer Zusammenhang* mit dem entschädigungspflichtigen Ereignis. Eine Beziehung zu ihm wird erst durch das hergestellt, was wir Verschiebung und Verdeckung nennen, wodurch die eigentlichen Motive des seelischen Krankseins nach außen verschleiert werden. Der neurotisch Erkrankte hat also den *Unfall nur* zum *Anlaß* — zur *Gleitschiene* — genommen, um sein seelisches Kranksein zu *verwirklichen*, oder aber er greift unter seinshistorisch repräsentanten, nicht zu bewältigenden Erlebnissen auf einen Unfall oder eine Kriegsverletzung zurück. Derartige Auseinandersetzungen könnten allerdings noch dahingehend mißverstanden werden, daß der Unfall und seine Folgen zumindest auslösend beteiligt an dem Auftreten eines seelischen Leidenszustandes gewesen sind. Während wir, wie im vorhergehenden Abschnitt erörtert, in einer Psychopathie eine fixierte und unwandelbare psychische Abnormität sehen, wird man nämlich andererseits zugeben müssen, daß eine Neurose nicht auf einer charakterlichen Abnormität beruhen muß und durchaus ein während des Lebens gewissermaßen erworbener, bereitliegender Leidenszustand sein kann, dem keineswegs immer ein Krankheitswert abzusprechen und der auch vielfach heilbar ist. Trotzdem kann man auch hier *nicht* in Analogie zu manifestierbaren oder sich durch äußere Ereignisse verschlimmernden körperlichen Leiden *von einer Auslösung im eigentlichen Sinne* sprechen, höchstens dann einmal, wenn eine genaue Analyse der Verhältnisse aufzeigt, daß das entschädigungspflichtige Ereignis und seine Folgen eine Art „Schlüsselerlebnis" darstellen. Dies dürfte aber wohl kaum jemals der Fall sein. *Die üblichen entschädigungspflichtigen Ereignisse sind vielmehr nicht geeignet, den der Neurosemanifestation vorausgehenden Akt der subjektiven Motivablenkung zu bewirken*, es wird nur die Tatsache des Verletztseins bzw. des Entschädigungsanspruchs subjektiv in einer Form verarbeitet, die der Natur des entschädigungspflichtigen Ereignisses nach allgemeiner Lebenserfahrung widerspricht. Mithin sind die Voraussetzungen eines *adäquaten Kausalzusammenhanges nicht* gegeben.

Die heutige zivilrechtliche Situation und die dargestellte Spruchpraxis höchstinstanzlicher Stellen gibt leider keine andere Möglichkeit, als die einer ausführlichen Erörterung der gesamten Problematik, um ein Gericht von der Unfallabhängigkeit einer abnormen Reaktion zu überzeugen. Man läuft sonst erfahrungsgemäß Gefahr, daß der wahre Sachverhalt vom Gericht verkannt oder auch von einem geschickten Anwalt umgedreht und in andere Bahnen gelenkt wird. Was geschehen kann, wenn ein Gutachter sich mit der Feststellung begnügt, eine seelische Reaktion sei deshalb keine Unfallfolge, weil zwischen ihr und dem Unfall kein Zusammenhang im naturwissenschaftlich-medizinischen Sinne bestehe, haben wir unlängst aus dem Urteil eines Oberlandesgerichts entnommen, das uns zufällig zur Kenntnis gelangte. Hierin heißt es wörtlich: „Das Gutachten der Universitäts-Nervenklinik in .... kann deshalb im Verfahren nicht berücksichtigt werden, weil es lediglich von den medizinischen Anschauungen über die Unfallneurosen ausgeht und die juristisch erheblichen Tatsachen über die Anerkennung von Unfallneurosen nicht berührt."

Es wird für den Mediziner immer unverständlich bleiben, warum bei der Feststellung von Schadensfolgen noch andere Grundsätze als medizinische zur Anwendung kommen müssen, und wer sonst außer dem Mediziner imstande sein soll, Gesundheitsschäden und deren Zusammenhang mit bestimmten Ereignissen richtig zu erkennen. Da aber sich der Jurist seit annähernd 40 Jahren — und dies merkwürdigerweise nur auf dem Gebiet der Unfallneurosen — unter Zugrundelegung bestimmter Rechtsbegriffe, trotz heftigsten Widerspruchs eigentlich von seiten aller maßgeblichen Fachwissenschaftler, nach wie vor seine „eigene Meinung" bildet, bleibt dem Gutachter nichts weiter übrig, als bei der Besprechung medizinischer Tatbestände auch die rechtliche Bedeutung seiner Erörterungen im Auge zu behalten.

Immerhin scheint sich auch in der höchstrichterlichen Betrachtung dieser Problematik ein erfreulicher Wandel anzubahnen, indem man von einer in ihrer Einseitigkeit unfruchtbaren Zerpflückung des Kausalproblems auf den eigentlichen Sinn des § 823 BGB zurückgreift, nämlich den der *Wiedergutmachung* des Schadens. Mag man zur Zusammenhangsfrage zwischen Unfall und „Neurose" stehen wie man will, mag man auch großzügig zumindest eine vorübergehende Heilbehandlung posttraumatischer seelischer Reaktionen auf Kosten des Schädigers in bestimmt gelagerten Fällen als recht und billig erachten, eine Tatsache dürfte unstreitig sein, daß nämlich die Berentung das Abklingen seelischer Schadens·folgen verhindert und der Ausbildung einer sekundären neurotischen Fixierung an den materiellen Krankheitsgewinn Vorschub leistet. — Ein Urteil des BGH vom 29. 2. 1956 (Az.: VI ZR 352/54), das wir an anderer Stelle ausführlicher besprochen haben (VENZLAFF), spricht eindeutig aus, daß die Rechtsordnung, die dem Verletzten einen Anspruch auf Schadensausgleich gibt, diesem damit helfen wolle, seine baldige Genesung tunlichst zu erleichtern. „Diesem Sinn des Schadensausgleiches widerspräche es, wenn gerade durch die Tatsache, daß ein anderer Schadenersatz zu leisten hat, die Wiedereinführung in den sozialen Lebens- und Pflichtenkreis erschwert oder gar unmöglich gemacht würde." Führe die Begutachtung zu der Feststellung, daß die Untätigkeit des Klägers im wesentlichen durch das — wenn auch unbewußte — Streben nach Lebenssicherung und Anklammern an eine Rechtsposition zu erklären sei, so lasse sich billigerweise eine solche Folge dem Schädiger nicht mehr rechtlich zurechnen. Wörtlich heißt es weiter:

Aus diesem Grunde muß Ansprüchen von Rechts- und Rentenneurotikern eine Grenze gesetzt werden, die sich zwar nicht aus dem Fehlen eines ursächlichen Zusammenhanges, wohl aber aus dem *Sinn des Schadenausgleichs* (Gesperrt: Verf.) und dem Gedanken der Billigkeit ableiten läßt. Soll eine Übersteigerung des Haftungsgrundsatzes vermieden werden, zu dem eine Würdigung unter bloß ursächlicher Betrachtungsweise führen würde, muß auch hier eine dem Sinn angemessener Schadenszurechnung entsprechende Einschränkung der Haftung erfolgen, wodurch zugleich einem berechtigten Anliegen der Sozialmedizin Rechnung getragen wird.

Es ist bemerkenswert, wie hier der BGH von einer rein *kausalen* zu einer lebensnahen *finalen* Betrachtungsweise übergegangen ist, die u. E. für die Zukunft weit bessere Verständigungsmöglichkeiten zwischen Medizinern und Juristen hergeben dürfte und vielleicht auch geeignet ist, durch einen Kompromiß zwischen juristischem und medizinischem Denken, einen seit Jahrzehnten immer wieder aufflackernden Streit zu Grabe zu tragen.

Die *Anerkennung eines inneren — und somit adäquaten — Zusammenhanges*
zwischen einem schädigenden Ereignis und einem seelischen Leidenszustand mit
einer realen, krankheitswertigen Beeinträchtigung des Lebensgesamts wird stets
die Anlegung *besonders strenger Maßstäbe erfordern* und erst nach reiflichem Abwägen aller Umstände, gründlicher Untersuchung und sorgfältig detaillierter Per-
sönlichkeits- und Erlebnisanalyse gerechtfertigt sein. Wir stimmen aber mit
WILDE, den von ihm zitierten Gutachten von WEITBRECHT und mit LEFERENZ
überein, wonach es zweifelsfrei Fälle „verhärteter" Neurosen resp. abnormer Erlebnisreaktionen auf seelische *Dauerbelastungen* gibt, die außerordentlich nachhaltig, wenn nicht sogar kaum noch wandelbar sind, bei denen der *Wirkungs-
akzent* weder auf dem *Entschädigungswunsch*, noch einer Persönlichkeitsabnormität
liegt, sondern auf dem *sinnhaften Herauswachsen des Krankseins* aus einer bestimmten situativen Dauerbelastung mit ihren *prägenden Einflüssen*. Derartige
erlebnisbedingte seelische Veränderungen dürfen unseres Erachtens trotz aller
Zurückhaltung nicht auf Grund vorgefaßter Anschauungen übersehen werden.
Es erscheint uns nicht ratsam, in solchen seltenen Fällen Begriffe wie „Neurose"
oder „abnorme Reaktion" zu verwerten, einmal weil man ihnen unter den psychoreaktiven Störungen eine *Sonderstellung* einräumen sollte, zum anderen, um im
Zivil- und Versorgungsrecht eine möglichst klare Trennung, auch von der terminologischen Seite her, gegenüber den landläufigen Entschädigungsreaktionen zu erreichen, schon weil sie sich nicht ohne Zwang den nach Unfällen auftretenden
eigentlichen Neurosen und den mehr passageren, charakterogen bedingten Verbiegungen, die sich nicht aus dem seinshistorischen Lebensgang ergeben, zuordnen
lassen. Wir schlagen demgegenüber vor, bei den seinshistorischen Dauerverbiegungen von einem *erlebnisbedingten Persönlichkeitswandel* zu sprechen, dessen
Krankheitswert sich aus der Bedeutung des jeweiligen bionegativen Akzents im
Einzelfalle ergibt. In diesen seltenen Fällen halten wir, sofern sie auf ein entschädigungspflichtiges Ereignis zurückzuführen sind, eine Entschädigung für gerechtfertigt. Naturgemäß wird aber bei der Beurteilung des Einzelfalles immer eine
gewisse Problematik bestehen bleiben, zumal wir hier auf Neuland stehen, das
gewissermaßen erst erschlossen werden muß. Man wird daher mit v. BAEYER vom
Gutachter eine möglichst erschöpfende Bearbeitung und Untersuchung der individuellen Gegebenheiten des Einzelfalles fordern müssen, die nach Möglichkeit
weder von Voreingenommenheit noch von weitherzigem Mitgefühl beeinflußt sein
sollte.

c) Zusammenfassung

Treten nach entschädigungspflichtigen Ereignissen (Unfällen, Kriegsverletzungen, Gefangenschaft, Internierung, politischer Verfolgung usw.) körperlich
nicht begründete, seelisch-reaktive Störungen auf, so spricht man im allgemeinen
von einer Unfall- oder Rentenneurose. Diese Bezeichnungen treffen aber begrifflich nicht das eigentliche Wesen dieser „Störungen", denn einmal geben die Un-
fall- und die Rentensituation nur den Anlaß bzw. den Rahmen her, ohne daß sie
die eigentliche Ursache wären; zum anderen handelt es sich bei der überwiegenden
Zahl dieser Erscheinungen überhaupt nicht um das, was wir heute unter einer
Neurose — also einer bis zu einem gewissen Grade krankheitswertigen Störung —
verstehen.

Wir haben daher versucht, diesen Sammelbegriff an Hand unseres Krankengutes aufzugliedern und verschiedene Gruppen herauszuarbeiten, die sich wegen der zugrundeliegenden Triebkräfte und der unterschiedlichen Charakter- und Erlebnis-Radikale voneinander trennen lassen. Es war unser Anliegen aufzuzeigen, daß sich die sog. Unfallneurosen ihrer inneren Dynamik nach nicht von den übrigen Formen abnormer seelischer Reaktionen resp. psychogener Störungsbilder unterscheiden, sondern den gleichen dynamischen Gesetzmäßigkeiten folgen. Die Unfallneurosen sind kurz gesagt kein einheitliches „Krankheitsbild", sondern ein Symptom, das auf verschiedene Ursachen zurückgeführt werden kann. Die Sonderstellung, die sie scheinbar im Rahmen der seelisch-reaktiven Erscheinungen einnehmen, ist also lediglich durch äußere Umstände bestimmt.

Unsere Einteilung der üblicherweise in der Gutachterpraxis anzutreffenden und hinsichtlich der Zusammenhangsfrage zu würdigenden Erscheinungsbilder umfaßt zunächst 3 große Gruppen, wobei zahlenmäßig das Schwergewicht auf den ersten beiden, insbesondere aber der ersten liegt. Es sind dies

1. die Wunsch- oder Entschädigungsreaktionen,
2. die psychopathischen Reaktionen und
3. die Neurosen im engeren Sinne.

Obwohl es zwischen diesen Gruppen jeweils fließende Übergänge gibt, erscheint uns diese Trennung doch aus begrifflichen, psychopathologischen und praktisch-medizinischen Gründen zweckmäßig. Während wir in der ersten Gruppe die primär willensbestimmten, zweckbetonten Reaktionen auf Unfälle usw. vor uns haben, die sich im wesentlichen im Rahmen normal-psychologischer Abläufe bewegen, und die lediglich einem menschlich-allzumenschlichen — oft schon verwerflichen — Streben nach materiellem Gewinn entspringen, handelt es sich in der zweiten Gruppe um die Reaktionen charakterlich abnormer — psychopathischer — Persönlichkeiten, deren Erscheinungsformen und Gradausprägung von Qualität und Quantität der zugrundeliegenden Abnormität bestimmt werden. Es zeigt sich, daß die landläufige These, Unfallneurosen seien Reaktionen psychopathischer Persönlichkeiten, insofern nicht den Kern der Dinge trifft, als nur ganz bestimmte psychopathische Wesenszüge hierzu disponieren, andere wieder bedeutungslos sind, und schließlich auch einige der Entwicklung derartiger Reaktionen sogar entgegenstehen. Wir haben in der dritten Gruppe an einer Reihe von Krankheitsfällen und unseren Untersuchungen über das Wesen der Neurose aufgezeigt, daß sich in der Unfall- und Rentensituation mitunter auch durch Hineinfließen individuellen Konfliktmaterials krankheitswertige, behandlungsbedürftige neurotische Störungen manifestieren können.

Es versteht sich von selbst, daß für seelische Störungsbilder, die auf ungerechtfertigte Wünsche, charakterliche Abnormitäten oder unfallfremde, neurotische Konfliktspannungen zurückzuführen sind, eine Entschädigungspflicht strikt abgelehnt werden muß. Nur in besonders gelagerten Fällen aus der 2. und 3. Gruppe, in denen seelische Leidenszustände oder charakterogen unterlegte Verbiegungen aus schweren körperlichen Leiden oder als Schlüsselerlebnis wirkenden seelischen Erschütterungen erwachsen, die ursächlich auf den Unfall zurückzuführen sind, wird man der Annahme eines Ursachenzusammenhanges nach reiflichem Abwägen aller Umstände in diesem oder jenem Falle einmal das Wort reden dürfen. Eine derartige Anerkennung sollte allerdings nicht dazu dienen, durch eine Berentung einen seelischen Schaden zu fixieren, sondern lediglich dazu, die Möglichkeit der ärztlichen Hilfe und Wiedergutmachung des zusätzlich aus dem schädigenden Ereignis entstandenen seelischen Leidens zu schaffen.

Da in der Rechtsprechung auch heute noch, unter Übernahme der Grundsätze des ehemaligen Reichsgerichts, eine Entschädigungspflicht der Unfallneurosen entgegen der herrschenden medizinischen Lehrmeinung und der Spruchpraxis in der Sozialmedizin anerkannt wird, haben wir auf Grund eingehender Erörterungen des juristischen und naturwissenschaftlichen Ursachenbegriffs sowie des Wesens und der Entstehungsbedingungen psychogener Störungen nachzuweisen versucht, daß auch unter Zugrundelegnug des juristischen Ursachenbegriffs, der Adäquanztheorie und der Lehre von der rechtlichen Relevanz den medizinischen Verhältnissen entsprechende richterliche Entscheidungen möglich sind, so daß die heute gültigen Rechtsgrundsätze an sich keinen Anlaß zu einer unterschiedlichen Beurteilung von Unfallneurosen auf zivilrechtlichem und sozialmedizinischem Gebiet geben.

Gegenüber der 1.—3. Gruppe haben wir 4. eine Gruppe erlebnisbedingter seelischer Störungsbilder besprochen, bei denen aus schweren situativen Dauerbelastungen durch schädliche, im bionegativen Sinne umprägende Ereignisse Dauerverbiegungen und seelische Fehlhaltungen von Krankheitswert entstehen. Diese Störungsbilder heben sich aus der Reihe der bekannten psychoreaktiven Störungen und neurotischen Krankheitsbilder so erkennbar heraus, daß wir ihnen eine Sonderstellung einräumen möchten und für sie die Bezeichnung

4. erlebnisbedingter Persönlichkeitswandel

gewählt haben. Die innige und im weitesten Sinne des Wortes kausale Beziehung derartiger seltener Störungen zu dem zugrundeliegenden Erlebnis rechtfertigt es, dann eine Entschädigungspflicht anzunehmen, wenn die Erlebnisradikale in einer entschädigungspflichtigen Situation, wie z. B. Gefangenschaft, Internierung, politische Verfolgung usw., zu suchen sind.

Literatur

ABENHEIMER, K.: Zivilrechtliche Haftung für Unfallneurosen. Nervenarzt **6**, 525 (1933).

ABRAHAM: In S. FREUD: Die Psychoanalyse der Kriegsneurosen.

ADLER, A.: Über den nervösen Charakter, 2. Aufl. München: Bergmann 1924.

ARENDTS, C.: In MARTINECK 1941.

BAEYER, W. v.: Die Freiheitsfrage in der forensischen Psychiatrie mit besonderer Berücksichtigung der Entschädigungsneurosen. Nervenarzt **28**, 337 (1957).

BLUM, E.: Zur Begutachtung von Hirn- und Schädeltraumen. Schweiz. med. Wschr. **1933**, 740.

— Gesundheitsgewissen und Sozialversicherung. Schweiz. Z. Hyg. (1931).

BONHOEFFER, K.: Beurteilung, Begutachtung und Rechtsprechung bei den sog. Unfallneurosen. Dtsch. med. Wschr. **1926**, 179.

— u. W. HIS: Beurteilung, Begutachtung und Rechtsprechung bei der sog. Unfallneurose. Leipzig: Thieme 1926.

BRAUN, E.: Psychogene Reaktion. In BUMKES Handbuch der Geisteskrankheiten, Bd. V. Berlin: Springer 1928.

BRUN, R.: Die Unfallneurose. Schweiz. Z. Unfallmed. u. Berufskrh. H. 10/12, 280—305 (1930).

— Die Neurosen nach Schädeltraumen. Schweiz. Arch. Neurol. Psychiat. **41**, 269 (1938).

— Allgemeine Neurosenlehre. Basel: Schwabe & Co. 1946.

BÜRGER-PRINZ, H.: Über Motiv und Motivation. Nervenarzt **18**, 241 (1947).

CARL: In MARTINECK 1941.

CHRISTOFFEL, H.: Unfall-Zufall? Schweiz. Z. Unfallmed. u. Berufskrh. **24,** 320 (1930).

DANSAUER, F.: Ärztlich-erkenntnistheoretische Betrachtungen über den adäquaten Zusammenhang bei sog. Renten- oder Unfallneurosen. Ärztl. Sachverstztg. **44,** 29 (1938).

— u. W. SCHELLWORTH: Neurosenfrage, Ursachenbegriff und Rechtsprechung: Schriftenreihe Arbeit und Gesundheit, Heft 37. Leipzig: Thieme 1939.

Diskussion der Ges. Dtsch. Nervenärzte in München, September 1916. Neurol. Centralbl. **35,** 792 (1916). — Darin: OPPENKEIM, NONNE, GAUPP, FOERSTER, QUENSEL u. a.

DUKOR, B.: Die psychogenen Reaktionen in der Versicherungsmedizin. Schweiz. med. Wschr. **1950,** 405—410, 479—482, 499—503.

EBERMANN, H., u. G. MÖLLHOFF: Psychiatrische Beobachtungen an heimatvertriebenen Donaudeutschen. Nervenarzt **28,** 411 (1957).

ELIASBERG, W.: Ist die Unfallneurose ein rein medizinisches Problem? Klin. Wschr. **1927,** 1388.

— In W. RIESE: Die Unfallneurose als Problem der Gegenwartsmedizin.

ENKE, H.: Unfallneurose und Konstitution. Allg. ärztl. Z. Psychother. **2,** 364 (1929).

EWALD, G.: Temperament und Charakter. Berlin: Springer 1924.

— Biologische und reine Psychologie im Persönlichkeitsaufbau. Berlin: Karger 1932.

— Die Grenzen der Psychotherapie. Stuttgart: Thieme 1953.

— Neurologie und Psychiatrie, 3. Aufl. München/Berlin: Urban & Schwarzenberg 1954.

— Das manische Element in der Paranoia. Arch. Psychiat. Nervenkr. **75,** 665 (1925).

— Die endogenen Psychosen. Fortschr. Neurol. Psychiat. **1,** 38 (1929).

— Das manisch-depressive Irresein. Fortschr. Neurol. Psychiat. **2,** 33 (1930); **3,** 31 (1931); **4,** 211 (1932).

— Vegetatives System, emotionelles Erleben u. Psychotherapie. Allg. Z. Psychiat. **124,** 235 (1949).

— Psychotherapie. Wiener Z. Nervenheilk. **4,** 443 (1951).

FERENCZI, S.: Hysterie u. Pathoneurosen. Intern. psychoanalyt. Biblioth. Wien 1919.

— In FREUD: Die Psychoanalyse der Kriegsneusosen.

FLÜCKIGER-MÜLLER, R.: Persönlichkeit und Lebenssituation bei 130 Versicherungsneurotikern. Schweiz. Arch. Neurol. Psychiat. **68,** 279 (1952).

FREUD, S.: Die Psychoanalyse der Kriegneurosen. Leipzig/Wien: Intern. psychoanalyt. Biblioth. I 1919. (Darin ferner ABRAHAM, FERENCZI, SIMMEL, JONES.)

— Gesammelte Werke. London: Imago Publishing & Co., LTD, 1942. (Daraus insbes. in Bd. V: Über Psychotherapie und in Bd. XI Vorlesungen zur Einführung in die Psychoanalyse.)

GAUPP, R.: Die Granatkontusion. Bruns Beitr. klin. Chir. **96,** H. 3, 277—294 (1915).

— Hysterie und Kriegsdienst. Münch. med. Wschr. **1915,** 62. Jg. Nr. 11 361—363.

— Krankheit und Tod des paranoischen Massenmörders Hauptlehrer Wagner. Z. Neurol. **163,** 48 (1938).

GÖRING, M. H.: Die Bedeutung der Neurose in der Sozialversicherung. Zbl. Psychother. **11,** 36 (1939).

GRUHLE, H.: Verstehende Psychologie. Stuttgart: Thieme 1948.

— Der Psychopathiebegriff. Allg. Z. Psychiat. **114,** 233 (1940).

HARTMANN, N.: Neue Wege der Ontologie. 3. Aufl. Stuttgart: Kohlhammer 1952.

HESS, W. R.: Die funktionelle Organisation des vegetativen Nervensystems. Basel: Schwabe & Co. 1948.

HEYER, G. R.: Menschen in Not. 2. Aufl. Stuttgart: Hippokrates-Verlag 1943.

— Praktische Seelenheilkunde. 3. Aufl. München: Ernst Reinhardt 1950.

HOCHE, A.: Grundsätzliches zu Begutachtungsfragen. Z. Neurol. **51,** 248 (1928).

— In MARTINECK 1929.

ILLICHMANN-CHRIST, A.: Die Dissozialität der männlichen 18—21jährigen Täter aus kriminalätiologischer und kriminalistischer Perspektive. Mschr. Kriminol. **36,** 65 (1953).

JANZ, H. W.: Psychopathologische Reaktionen der Kriegs- und Nachkriegszeit. Fortschr. Neurol. Psychiat. **17,** 264 (1949).

JASPERS, K.: Allgemeine Psychopathologie. 4. Aufl. Berlin-Göttingen-Heidelberg: Springer 1946.

JONES: In S. FREUD: Die Psychoanalyse der Kriegsneurosen.

JOSSMANN, P.: Wesen und Beurteilung der sog. Unfallneurosen. Fortschr. Ther. **3**, 230—234 (1927).
— Die sog. traumatische Neurose. Z. ärztl. Fortbild. **25**, 659 (1928).
— Über die Bedeutung der Rechtsbegriffe „äußerer Anlaß" und „innerer" Zusammenhang" für die medizinische Beurteilung der Rentenneurose. Nervenarzt **2**, 385 (1929).
JUNG, C. G.: Das Unbewußte im normalen und kranken Seelenleben. Zürich: Rascher 1926.
— Seelenprobleme der Gegenwart. Zürich: Rascher 1931.
KEHRER, F.: Die paranoischen Zustände, in BUMKES Handbuch der Geisteskrankheiten. Bd. VI. Berlin: Springer 1928.
KERN, B. v.: Das Wesen des menschlichen Seelen- und Geisteslebens. 2. Aufl. Berlin: A. Hirschwald 1907.
— Die Grund- und Endprobleme der Erkenntnis. Berlin: Julius Springer 1938.
KIRCHBERGER: Zit. n. PALANDT.
KLIENEBERGER, C.: Die Unfallneurose. In Handb. d. ges. Unfallheilk. Bd. I. Stuttgart: Enke 1933.
— Über die Simulation geistiger Störungen. Z. ges. Neurol. Psychiat. **71**, 239 (1921).
— Gutachten zur Frage der Dauerrente bei anzunehmender Rentenfixierung und Schlußwort. Med. Klin. **1932**, 1469 u. 1612.
KLUG, U.: Zum Problem der logischen und erkenntnistheoretischen Grundlagen der juristischen Kausalitätslehre. In MARTINECK 1941.
KNOLL, E.: Die Rechtsprechung des Reichsgerichts zur Frage der Rentenneurosen. In MARTINECK 1941.
KOLLE, K.: Die primäre Verrücktheit. Leipzig: Thieme 1931.
— Psychiatrie. Berlin/Wien: Urban & Schwarzenberg 1939.
KRAEPELIN, E.: Psychiatrie. 9. Aufl. Leipzig: J. Ambr. Barth 1927.
KRETSCHMER, E.: Hysterie, Reflex und Instinkt. 4. Aufl. Stuttgart: Thieme 1946.
— Medizinische Psychologie. 9. Aufl. Stuttgart: Thieme 1947.
KRONFELD, A.: Über die psychologische Entstehung sog. Unfallneurasthenien mit vorwiegend endogener Verursachung. Vjschr. gerichtl. Med. **48**, 28—53 (1914).
LANDAUER, K.: Zur Psychodynamik der Kriegshysterie und ihrer Heilung. Z. ges. Neurol. Psychiat. **48**, 249 (1919).
— Die Unfallneurose im Lichte der Psychoanalyse. In W. RIESE: Die Unfallneurose als Problem der Gegenwartsmedizin.
LANGE, J.: Psychopathie und Erbpflege. Berlin: Alfred Metzner 1934.
LARENZ: Zit. n. PALANDT.
LEFERENZ, H.: Neuere Ergebnisse der gerichtl. Psychiatrie. Fortschr. Neurol. Psychiat. **22**, 369 (1954).
LEVY-SUHL, M.: Die Unfall- und Rentenneurosenfrage nach der letzten Entscheidung des RVA. Dtsch. med. Wschr. **1927**, 887.
— Die Bedeutung des Krankheitsgewinns oder der Renten in Unfall- und anderen Neurosen. In W. RIESE: Die Unfallneurose als Problem der Gegenwartsmedizin.
LIBUSE-TYHURST, M. D.: Amer. J. Psychiat. **107**, 561 (1951). Zit. n. EBERMANN u. MÖLLHOFF.
LOTTIG, H.: Zur Frage der Behandlung von Unfallneurosen. Nervenarzt **3**, 321 (1930).
MARTINECK, v.: Die Unfall- (Kriegs-)Neurose. Schriftenreihe Arbeit und Gesundheit Heft 13. Berlin: Reimar Hobbing 1929.
— Rechtswissenschaft, Ursachenbegriff und Neurosenfrage. Schriftenreihe Arbeit und Gesundheit Heft 39. Leipzig: Thieme 1941.
MAUZ, F.: Grundsätzliches zum Psychopathiebegriff. Allg. Z. Psychiat. **113**, 86 (1939).
MENG, H.: Bemerkungen eines Psychoanalytikers zur Frage des Rentenentzuges. In W. RIESE: Die Unfallneurose als Problem der Gegenwartsmedizin.
MORSIER, G. DE: Les troubles nerveux et menteaux consécutifs aux traumatismes craniocerebreaux. Rev. méd. Suisse rom. **56**, 785 (1936).
— Les „nevroses" survenant après les traumatismes cranio-cérébreaux. Nécessité d'une révision de la question. Schweiz. Arch. Neurol. Psychiat. **41**, 359 (1938).
MÜLLER-SUUR, H.: Das psychisch Abnorme. Berlin/Göttingen/Heidelberg: Springer 1950.
— Das Gewißheitsbewußtsein beim schizophrenen und paranoischen Wahnerleben. Fortschr. Neurol. Psychiat. **18**, 44 (1950).
— Erlebnishintergrund und Persönlichkeitshaltung. Nervenarzt **25**, 431 (1954).

MÜLLER-SUUR, H.: Zur Frage der strafrechtlichen Beurteilung von Neurosen. Arch. Psychiat. Nervenkrankh. **194**, 368 (1956).

NEUMANN: Inaugural-Dissertation, Göttingen 1953.

NONNE, M.: Die Neurosen bzw. die Nervenkrankheiten ohne bekannte anatomische Ursache. In OPPENHEIMS Lehrbuch der Nervenkrankheiten. 7. Aufl. Berlin: Karger 1923.

OPPENHEIM, H.: Die traumatischen Neurosen. Berlin: A. Hirschwald 1892.

PALANDT, O.: BGB-Kommentar. München-Berlin: Becksche Verlagsbuchhandlung 1955.

PANSE, F.: Das Schicksal von Renten- und Kriegsneurotikern nach Erledigung ihrer Ansprüche. Arch. Psychiat. Nervenkr. **17**, 61 (1925).

— Diagnose und Therapie der Neurosen bei Hirnverletzungen. In REHWALD: Das Hirntrauma. Stuttgart: Thieme 1956.

QUENSEL, F.: Die nervenärztliche Begutachtung im Versicherungsrecht, insbesondere in der Unfallversicherung. Fortschr. Neurol. Psychiat. **14**, 1 (1942).

— Unfallneurose und Rechtsprechung des Reichsgerichts. Leipzig: Thieme 1940.

REICHARDT, M.: Der heutige Stand der Beurteilung der sog. Unfallneurosen. Dtsch. med. Wschr. **1928**, 213.

— Die psychogenen Reaktionen einschließlich der sog. Entschädigungsreaktionen. Berlin: Springer 1932.

— Einführung in die Unfall- und Invaliditätsbegutachtung. Jena: Fischer 1942.

RIESE, W.: Die Unfallneurose als Problem der Gegenwartsmedizin. Stuttgart: Hipokrates-Verlag 1929.

ROSSBACH: Rechtliche Betrachtungen zur sog. Unfallneurose. In MARTINECK 1941.

SARBO, A. v.: Über den sog. Nervenschock nach Granat- und Schrapnellexplosionen. Wien. klin. Wschr. **1915**, 28. Jg. S. 86—90.

— Über die nach Granat- und Schrapnellexplosionen entstandenen Zustandsbilder. Wien. klin. Wschr. **1916**, 29. Jg. S. 608—616.

— Die mikrostrukturellen traumatischen Veränderungen des Nervensystems im Lichte der Kriegserfahrungen. Schweiz. Arch. Neurol. Psychiat. **29**, 127 (1932).

SCHELLWORTH, W.: Neurosenfrage, Ursachenbegriff und Rechtsprechung. 2. Aufl. Stuttgart: Thieme 1953.

SCHNEIDER, K.: Die psychopathischen Persönlichkeiten. 3. Aufl. Wien: F. Deuticke 1950.

— „Klinische Systematik und Krankheitsbegriff" und „Abnorme Erlebnisreaktionen". In Beiträge zur Psychiatrie. Stuttgart: Thieme 1948.

SCHULTE, W.: Die Entlastungssituation als Wetterwinkel für Pathogenese und Manifestation neurologischer und psychiatrischer Krankheiten. Nervenarzt **22**, 114 (1951).

SCHULTZ, J. H.: Die seelische Krankenbehandlung. 6. Aufl. Stuttgart: Piscator-Verlag 1952.

— Bionome Psychotherapie. Stuttgart: Thieme 1951.

SCHULTZ-HENKE, H.: Der gehemmte Mensch. 2. Aufl. Stuttgart: Thieme 1947.

— Lehrbuch der analytischen Psychotherapie. Stuttgart: Thieme 1951.

— Das Problem der Schizophrenie. Stuttgart: Thieme 1952.

SEELERT, H.: Über Neurosen nach Unfällen mit besonderer Berücksichtigung von Erfahrungen im Kriege. Mschr. Psychiat. Neurol. **38**, 328—340 (1915).

— Die Neurosen der Rentenbewerber. Med. Klin. **1929**, 786.

— Medizinische Gesichtspunkte zur Rechtspraxis im Streit um die Neurosen der Rentenbewerber. Mschr. Unfallheilk. **40**, 20 (1933).

SEROG, M.: Nervenärzliche Gutachtertätigkeit. Leipzig: Thieme 1931.

SPEER, E.: Der Arzt der Persönlichkeit. Stuttgart: Thieme 1949.

— Die ärztliche Haltung in der Psychotherapie. Stuttgart: Thieme 1949.

STIER, E.: Zu den Betriebsunfällen der Telefonistinnen. Med. Klin. **1923**, 582.

— Schreckwirkung durch Unfall. Med. Klin. **1924**, 20.

— Über die sog. Unfallneurosen. Leipzig: Thieme 1926.

STÖRRING, G. E.: Besinnung und Bewußtsein. Stuttgart: Thieme 1953.

STRAUSS, E.: Geschehnis und Erlebnis. Berlin: Springer 1930.

— H.: Besonderheiten der nichtpsychotischen seelischen Störungen bei den Opfern der nationalsozialistischen Verfolgung und ihre Bedeutung für die Begutachtung. Nervenarzt **28**,

VENZLAFF, U.: Psychogene Symptomenbildung bei Kontinuitätsunterbrechung der Lebenslinie unter den Verhältnissen der Kriegs- und Nachkriegszeit. Vortrag auf der Tagung der Nordwestdtsch. Gesellschaft f. Neur. in Lübeck, 25. 4. 1953.
— Die Unfallneurose im Zivilrecht. Bruns' Beitr. klin. Chir. **193**, 310 (1956).
— Die Entschädigungspflicht von Neurosen im Zivilrecht (eine bemerkenswerte Entscheidung des Bundesgerichtshofes). Nervenarzt **28**, 415 (1957).
WAGNER, M.: Die Erbanlage bei Rentenneurotikern. Dtsch. Z. Nervenheilk. **123**, 230 (1932).
WEITBRECHT, H. J.: Zur Typologie depressiver Psychosen. Fortschr. Neurol. Psychiat. **20**, 247 (1952).
— Offene Probleme bei affektiven Psychosen. Nervenarzt **24**, 187 (1953).
WEIZSÄCKER, V. V.: Über Rechtsneurosen. Nervenarzt **2**, 569 (1929).
— Soziale Krankheit und soziale Gesundung. Berlin: Springer 1930.
— Über sog. Unfallneurosen. Zbl. Psychother. **12**, 202 (1940).
WILDE, W.: Die Unfallneurose als Problem der Sozial-Rechtsprechung in der neueren Entwicklung. Fortschr. Neurol. Psychiat. **20**, 477 (1952).
ZUTT, J.: Über Daseinsordnungen. Nervenarzt **24**, 177 (1953).